PRÉCIS

DE

RACHIANESTHÉSIE GÉNÉRALE

G. LE FILLIATRE

PRÉCIS

DE

RACHIANESTHÉSIE GÉNÉRALE

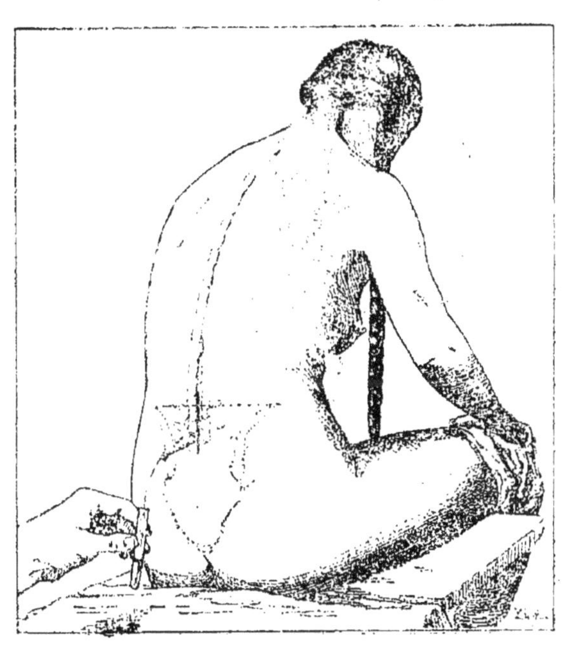

PARIS

LIBRAIRIE E. LE FRANÇOIS

9 ET 10, RUE CASIMIR-DELAVIGNE

ET 91, BOULEVARD SAINT-GERMAIN

—

1921

PRÉCIS

DE

RACHIANESTHÉSIE GÉNÉRALE

PAR

G. LE FILLIATRE

Chirurgien de l'Infirmerie Centrale des Prisons de France,
Médecin Principal de 2e Classe de Réserve,
Chirurgien Chef de Service aux Armées 1914-1919.
Officier de la Légion d'Honneur,
Croix de Guerre (2 palmes).

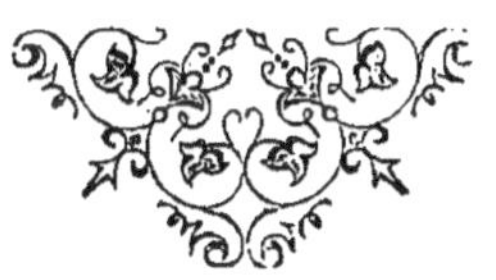

PARIS
LIBRAIRIE E. LE FRANÇOIS
9 ET 10, RUE CASIMIR-DELAVIGNE
ET 91, BOULEVARD SAINT-GERMAIN

1921

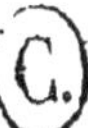

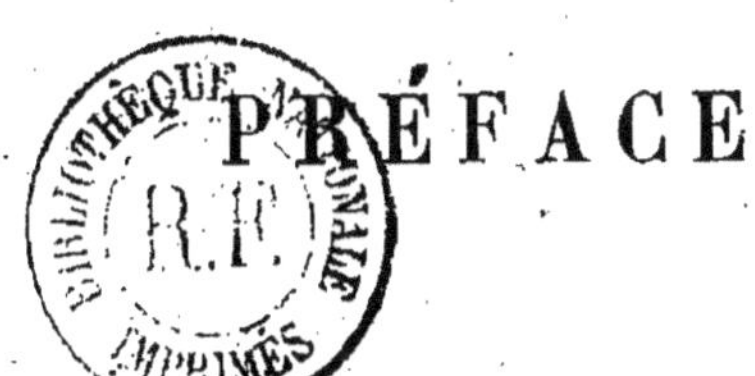

PRÉFACE

PRÉFACE

Depuis la guerre, la rachianesthésie a étendu largement ses indications. Il est peu de chirurgiens qui n'en fassent usage, au moins de temps en temps. La suppression d'un aide, la diminution du shock post-opératoire, l'immobilité et la résolution musculaire, l'absence de complications du côté du foie, du rein ou du poumon constituent des avantages que tout opérateur doit apprécier.

Sans doute, la rachianesthésie n'est pas une méthode qui puisse être appliquée par n'importe qui et n'importe comment. Il faut bien étudier sa technique et y être très entraîné pour la suivre avec une scrupuleuse exactitude si l'on veut obtenir un excellent résultat.

L'inconvénient de la rachianesthésie, telle qu'elle fut proposée il y a quelques années, était de ne pouvoir anesthésier que la moitié inférieure du corps. L'anesthésie segmentaire de Jonnesco paraissait avoir résolu ce problème. Toutefois, les piqûres multiples qu'elle nécessite au niveau de la moelle, les points rachidiens divers où il faut pénétrer, rendent sa technique plus délicate.

L'énorme avantage de la méthode de LE FILLIATRE est sa simplicité. La ponction se fait toujours au même endroit, la technique est toujours identique. On peut obtenir, par ce procédé, l'anesthésie depuis le pied jusqu'au crâne.

J'ai pu, pendant la guerre, en apprécier les heureux effets, puisqu'un polyblessé pouvait subir en même temps l'esquillectomie de la cuisse et une craniectomie. Actuellement encore, il est possible, par ce procédé, de faire aussi facilement une désarticulation de la hanche qu'une hystérectomie pour fibrome ou l'amputation de la langue.

Je considère donc que ce procédé est le plus intéressant de la méthode et que sa simplicité favorisera sa très grande extension.

Victor Pauchet.

CHAPITRE PREMIER

HISTORIQUE

HISTORIQUE

« En Chirurgie, dans bien des cas, l'opération n'est rien, l'anesthésie est tout (1) ». Depuis nombre d'années, en effet, alors que les méthodes opératoires progressent avec une rapidité merveilleuse, les méthodes d'anesthésie restent stationnaires jusqu'en novembre 1899, date où TUFFIER importe en France la rachianesthésie. Cette méthode nouvelle se montre pleine de promesses, mais, comme le dit DERANCOURT (2) dans sa thèse, après avoir été louangée par tous, elle tombe vite en disgrâce et il a fallu la persévérance de quelques partisans restés fidèles pour la maintenir quand même et pour en faire, par une mise au point exacte, une méthode d'anesthésie très appréciée aujourd'hui.

Déjà, en 1885, CORNING, de New-York, injecte le premier de la cocaïne dans le canal rachidien.

En 1891, QUINCKE montre que la ponction lombaire ne présente aucun danger.

En 1892, FR. FRANCK et plus tard SICARD, en 1898, font la preuve que les solutions médicinales aseptiques sont sans action nuisible sur le liquide céphalo-rachidien.

En avril 1899, BIER pratique la première opération sous

---

(1) CHAMBARD. — Thèse de Paris, 1911.
(2) DERANCOURT. — Thèse de Paris, 1911.

rachianesthésie; quelques mois après, TUFFIER fait à Paris la première rachicocaïnisation. C'est alors un véritable engouement pour la nouvelle méthode; mais celle-ci est appliquée sans discernement : des paralysies et des accidents mortels s'ensuivent, calment l'enthousiasme général; beaucoup de chirurgiens rejettent alors aussi vite cette méthode qu'ils l'avaient adoptée.

En 1901, GUINARD incrimine, comme cause des accidents, l'eau des solutions.

En 1902, persuadés que l'hypertension seule de ce liquide était la cause des accidents observés, nous (1) procédons à **l'évacuation préventive** d'une certaine quantité de liquide céphalo-rachidien. Les excellents résultats que nous obtenous nous donnent pleinement raison.

En 1907, à la Société de Chirurgie, CHAPUT vient confirmer la justesse de notre thèse et reconnaît que notre évacuation préventive de liquide céphalo-rachidien lui permet d'éviter les accidents incriminés à la méthode.

En février 1909, AUBOURG (2) et RAVAUT montrent le rôle primordial de l'hypertension dans la genèse de la céphalée post-opératoire et nous donnent encore raison.

En avril 1909, au 38e Congrès de la Société Allemande de Chirurgie de Berlin, les professeurs BIER, de Berlin, et KEHN, de Francfort, traitent très longuement cette question de rachianesthésie et apportent des statistiques de 1.500, 2.000 cas et plus. Toutes auraient été à l'avantage de la méthode si l'on avait pu éviter les ratés d'anesthésie et les accidents pas-

---

(1) LE FILLIATRE. — Statistique de rachicocaïnisation. Infirmerie centrale des prisons. Clinique générale de Chirurgie, mai 1902.
(2) AUBOURG. — *Journal de Médecine*, 17 février 1909.

sagers qui s'ensuivaient. L'anesthésie portait, bien entendu, sur la partie sous-ombilicale de l'individu.

En août 1909, après sept ans et demi passés sans accident, au 16e Congrès international de Médecine et de Chirurgie de Budapest nous publions notre première technique de rachianesthésie appuyée sur plus de 1.500 cas. A ce même Congrès, nous faisons connaître la péthogénie des accidents et le moyen facile de les éviter par l'évacuation préventive.

En septembre 1910, au 5e Congrès international de Gynécologie de Saint-Pétersbourg, nous montrons les avantages de la rachianesthésie suivant notre technique dans les interventions gynécologiques et abdominales.

En juin 1913, à la Société de Biologie, nous démontrons la possibilité d'obtenir l'analgésie chirurgicale générale de l'individu par rachicocaïnisation lombo-sacrée.

En août 1913, au 12e Congrès de Médecine internationale et de Chirurgie de Londres (1), nous décrivons notre première technique de rachianesthésie générale et nous attirons l'attention du Congrès sur la facilité d'opérer suivant notre technique les sujets très épuisés ou cachectiques.

En juillet 1918, nous rapportons dans les archives de Médecine et de Pharmacie militaire (Tome LXX) notre technique définitive qui, pendant la guerre, nous a rendu les plus grands services.

Enfin, le 22 juillet 1919, nous communiquons à l'Académie de Médecine les excellents résultats des anesthésies générales par voie arachnoïdienne pratiquées à l'hôpital mili-

---

(1) LE FILLIATRE. — Anesthésie générale par rachicocaïnisation lombo-sacrée. De la facilité d'opérer, suivant notre technique, les sujets très épuisés ou cachectiques. (17° Congrès International de Médecine. Londres, 6 au 12 août 1913. 7° Section, Chirurgie.)

taire du Grand Palais (dans notre service des anesthésies rachidiennes).

Entre temps, à l'infirmerie centrale des prisons, plusieurs internes de notre service de chirurgie passaient leur thèse sur ce sujet : BRIBON en 1903, DERANCOURT en 1911, BETTINGER en 1912, et BERTRAND en 1914.

BERTRAND, dans sa thèse d'avant-guerre, traite déjà de la facilité d'opérer sous anesthésie générale par rachi-cocaïnisation lombo-sacrée.

Loin de moi l'idée de faire dans cet historique la revue des techniques suivies jusqu'à ce jour, préférant laisser marquer par le temps et l'observation clinique la valeur réciproque de chacune d'elles en faisant toutefois remarquer que les insuccès de certaines d'entre elles ont suffi pour faire condamner très injustement les autres et amener une partie du corps médical à jeter trop précipitamment un discrédit sur une méthode d'anesthésie précieuse que l'on avait voulu condamner pour ne l'avoir pas assez étudiée.

CHAPITRE II

ÉVOLUTION PHYSIOLOGIQUE
DE LA
RACHIANESTHÉSIE

EVOLUTION PHYSIOLOGIQUE
DE LA RACHIANESTHÉSIE

Ainsi que le dit Tuffier (1) : « Introduire une solution de chlorhydrate de cocaïne dans le canal rachidien **sous l'enveloppe arachnoïdo-durale** au contact direct des éléments nerveux radiculaires, médullaires, afin d'obtenir une anesthésie, ou mieux, une **analgésie** plus ou moins étendue des régions du corps innervées par ces éléments, » voilà brièvement en quoi consiste la rachianesthésie.

Cette méthode d'anesthésie, ou plus exactement **d'analgésie**, que nous portons aujourd'hui à la connaissance de tous les praticiens et de tous les chirurgiens, est déjà employée par bon nombre d'entre nous. Elle nous a permis, depuis de nombreuses années, d'intervenir sans **aucune espèce de danger** dans plusieurs milliers de cas, soit en chirurgie civile, soit en chirurgie de guerre. Fort critiquée il y a quelques années, parce que **non mise au point**, elle nous a rendu pendant la grande guerre de tels services qu'aujourd'hui le praticien comme le chirurgien ne sauraient plus l'ignorer.

(1) Tuffier. — *La Rachicocaïnisation.* (Naud, 1904.)

Déjà, pour beaucoup de jeunes chirurgiens, quand il s'agit de certaines interventions importantes, l'anesthésie classique par narcose est considérée comme dangereuse. En outre, certaines interventions de grosse chirurgie comme l'hystérectomie abdominale et la néphrectomie par exemple, sont devenues si anodines avec la rachianesthésie que, suivant l'expression de PAUCHET, on pourrait presque, avec ce mode d'anesthésie, « les envisager comme des interventions de petite chirurgie ».

A moins d'être de parti pris, nous sommes obligés de constater que si l'anesthésie locale de RECLUS et l'anesthésie générale par narcose, telles qu'on les pratiquait depuis le siècle dernier, avaient toujours donné pleine satisfaction aux chirurgiens, RICARD n'aurait pas eu à trouver son appareil à chloroformisation, TUFFIER à importer en France la rachianesthésie, CAMUS à nous doter de son masque à chlorure d'éthyle, et OMBREDANNE de son excellent appareil à éthérisation.

Malgré tous ces efforts, le problème n'est pas encore résolu, la conscience du chirurgien n'est pas satisfaite. Les recherches continuent et CRIEL, CHAPUT et PAUCHET demandaient à des anesthésies mixtes la sécurité que ne peuvent encore leur donner l'anesthésie générale par narcose avec appareil plus ou moins compliqué.

Avouons-le, cette question d'anesthésie est bien complexe et le choix de l'anesthésie est parfois bien délicat. Aussi, arriver à obtenir, par un procédé de rachianesthésie exempt de tout danger, une **analgésie générale** de l'individu, c'est en somme résoudre le problème. Mais, au début, la rachianesthésie ne répondait pas complètement à cette donnée, car ce n'était qu'une anesthésie régionale correspondant aux éléments nerveux touchés par la solution analgésiante injectée dans la cavité arachnoïdienne. Non seulement on n'obtenait pas une analgésie générale de l'individu, mais encore l'anesthésie était plus ou moins haute ou plus ou moins bonne suivant la quantité de liquide céphalorachidien retiré et suivant la substance anesthésiante injectée. En un mot, dans une rachianesthésie basse, par exemple, les membres inférieurs exceptés, un chirurgien n'était jamais sûr, avec cette méthode, d'anesthésier partie ou totalité de l'abdomen et, à plus forte raison, le thorax; pour les membres supérieurs et la tête, il ne fallait pas y songer. Aussi, l'inconstance de l'anesthésie de l'abdomen, et à plus forte raison du tronc, devait forcément amener certains chirurgiens, même entraînés à cette méthode, comme CHAPUT par exemple, à conclure que pour les interventions sur l'abdomen on ne pouvait compter sur la rachianesthésie et que l'on devait se servir de narcose par éther ou par chloroforme.

JONNESCO (1) n'avait pas non plus trouvé la solution avec son mode d'anesthésie intitulé : « La Rachianesthésie Générale », qui, en vérité, n'est qu'une **anesthésie régionale** au même titre que celle de PAUCHET et SOURDAT (2). JONNESCO s'adresse, en effet, tout comme PAUCHET, directement à la commande nerveuse et n'obtient qu'une anesthésie bien localisée et différente suivant la ponction qu'il pratique : la ponction basse entre la douzième dorsale et la première lombaire pour les opérations portant sur la partie inférieure du corps et le thorax, et la ponction haute entre la première et la deu-

---

(1) JONNESCO. — *La Rachianesthésie générale*. (Masson et Cie, 1919.)
(2) PAUCHET et SOURDAT. — *L'Anesthésie régionale*. (Paris, O. Doin et Fils, éditeurs, 1914.)

xième dorsale pour les opérations sur la tête, le cou et les membres supérieurs. Si un instant nous admettons que simultanément l'on puisse pratiquer ces deux ponctions, l'on obtiendrait probablement l'analgésie générale de l'individu. Mais, par ce procédé, nous nous exposerions à de graves complications, car comme l'a très justement fait remarquer FORGUE, de Montpellier, et suivant l'avis de KLIPPEL, l'on ne peut impunément risquer de blesser la moelle en piquant et en injectant dans ses éléments nerveux (1). C'est donc, par prudence, un mode opératoire à rejeter, raison pour laquelle, au 38e Congrès de la Société Allemande de Chirurgie (Berlin, avril 1909), le professeur BIER, de Berlin, n'hésita pas à se prononcer d'une façon catégorique en disant que « la méthode de rachianesthésie généralisée, préconisée par JONNESCO au Congrès de la Société internationale de Chirurgie, doit être rejetée », et qu'au même Congrès, le professeur REHN, de Francfort, crut pouvoir appuyer ce verdict en disant que « l'expérience sur les animaux montre le danger considérable d'injections faites au-dessus de la région lombaire telles que JONNESCO les a recommandées » (2).

La rachianesthésie, pour être pratique et préférable à toute autre anesthésie, doit permettre au chirurgien **d'obtenir, sans danger, une analgésie générale de l'individu.** Baigner d'un **seul coup** dans un liquide anesthésiant à dose non toxique, au moyen d'**une seule ponction**, toutes les racines de la moelle sans en léser aucune et, par ce fait, interrompre la transmission de l'élément douleur en ne troublant

---

(1) LE FILLIATRE. — Accidents et inconvénients de la rachistovaïne. *(Bulletins et mémoires de la Société Médicale du IXº arrondissement,* mars 1907).

(2) JONNESCO. — La rachianesthésie générale, p. 11.

en rien les fonctions physiologiques de l'individu : voilà quelles sont les données qui nous ont guidés dans les perfectionnements que nous avons apportés à la rachianesthésie pour la rendre **générale**.

Pour rendre cette méthode inoffensive, il nous a fallu près de quinze années de recherches.

Dès le début, nous nous sommes heurté, comme tous, à des accidents qui n'étaient pas sans nous influencer et nous avons dû bien vite abandonner la technique préconisée par TUFFIER. A la suite de faits cliniques observés et d'expériences faites sur les animaux, nous sommes arrivés, bientôt après, à être pleinement convaincus que l'**hypertension seule** du liquide céphalo-rachidien était l'unique cause des accidents observés : céphalée, hyperthermie, troubles circulatoires et respiratoires, vomissements, paralysies, etc... Aussi, en novembre 1901, je reprenais ce principe d'anesthésie en adoptant cette fois, pour combattre l'hypertension du liquide céphalo-rachidien, une technique avec **évacuation préalable, nécessaire et suffisante de ce liquide.** Du coup, je supprimais tous les accidents sérieux reprochés à ce mode d'anesthésie. Quelques années après, CHAPUT, en 1907, communiquait à la Société de Chirurgie les excellents résultats que lui donnait cette nouvelle technique.

Ainsi, à la naissance de la rachianesthésie nous assistons à une période de tâtonnement avec accidents d'hypertension nuisible à la méthode, accidents injustement mis sur le compte de la toxicité de la cocaïne que TUFFIER remplace par la stovaïne (1) (médicament paralysant et dangereux) et

---

(1) LE FILLIATRE. — Accidents et inconvénients de la rachistovaïne. (*Bulletins et mémoires de la Société Médicale du IX° arrondissement,* mars 1907.)

CHAPUT par la novocaïne, médicament de tout repos mais qui, malheureusement, ne diffuse pas suffisamment.

Depuis 1907, par suite de l'évacuation préalable de liquide céphalo-rachidien, les accidents d'hypertension sont supprimés mais l'anesthésie n'est pas toujours constante, même parfois pour les membres inférieurs; quant au cou ou la tête, il n'en est même pas question.

Continuant nos recherches, en 1913, le 28 juin, nous faisons part à la Société de Biologie de l'**analgésie générale** possible de l'individu en retirant une quantité de liquide de 20 à 25 cmc et en injectant 2 cmc 1/2 à 3 cmc d'une solution de cocaïne au 1/50 préparée extemporanément.

Jusqu'en 1916, notre pratique est conforme à cette communication et à celle que nous fîmes au 17ᵉ Congrès de Médecine à Londres, août 1913. Cependant, nous constatons que si parfois nous avons des anesthésies admirables, nous avons quelquefois des anesthésies insuffisantes, soit comme hauteur, soit comme durée. De ces observations, nous restons convaincus que cette injection de cocaïne que nous poussions dans le canal rachidien pouvait pénétrer en partie dans les espaces épiduraux, par suite du déplacement du bec de l'aiguille soit par l'opérateur en poussant le piston de la seringue, soit par le patient en modifiant même légèrement la position du dos rond, en bougeant ou en toussant. Nous décidions alors de contrôler si, après l'injection de cocaïne, le bec de l'aiguille était toujours dans l'espace arachnoïdien : pour cela, il suffisait de faire revenir dans la seringue le liquide céphalo-rachidien déjà mélangé à la cocaïne et de le repousser ensuite pour ne pas diminuer la quantité de cocaïne injectée. Cette manœuvre pouvait facilement être répétée deux ou trois fois. Bien vite nous reconnaissions alors que dans les mauvaises anesthésies ce contrôle avait été insuffisant, voire même impossible, et que, dans les cas où il était parfait, nous obtenions, même avec un centimètre cube d'une solution de cocaïne au 1/50, l'anesthésie chirurgicale générale de l'individu pendant quelques minutes alors que, sans ce brassage de la solution de cocaïne avec le liquide céphalo-rachidien, en un mot sans ce **barbotage** nous n'aurions eu que l'anesthésie des membres inférieurs.

Nous essayâmes alors de reprendre cette expérience avec la stovaïne, la novocaïne et l'eucaïne et nous constations que la cocaïne seule nous permettait, par **barbotage**, d'anesthésier la tête et cela presque instantanément, tandis que les autres produits nous donnaient une anesthésie qui rarement dépassait la région mammaire, ces produits ne se prêtant pas à la diffusion. Nous nous en sommes donc tenus à la cocaïne (chlorhydrate de cocaïne **chimiquement pur**) qu'en collaboration avec Vincent TEMPLIER nous avions l'habitude, depuis 10 ans, de purifier et de stériliser par un procédé spécial, procédé qui ne modifiait en rien cette substance. Avec ce nouveau mode de rachianesthésie par **barbotage**, nous avons dorénavant un **procédé facile (une simple ponction** au niveau du lac lombo-sacré suffit pour nous permettre d'anesthésier tout l'individu), un **procédé sûr** (le chirurgien fait lui-même le contrôle par le **barbotage** du mélange de la solution anesthésiante avec le liquide céphalo-rachidien), un **procédé prouvé inoffensif** par les examens nombreux de liquide céphalo-rachidien pratiqués quelques jours, quelques mois après une ou plusieurs anesthésies successives et par la longue expérience que mes collaborateurs et moi en avons fait sur le front français et sur le front de Macédoine, où nous avons pu opérer près de 2.000 grands blessés intransportables sans le moindre incident et dans les meilleures conditions.

Nous devons ici faire remarquer que les examens du liquide céphalo-rachidien, après cette anesthésie, nous ont toujours montré un liquide céphalo-rachidien parfaitement normal.

Par ce procédé, le shock qu'imprime la douleur à la cellule nerveuse est forcément supprimé par la section physiologique des nerfs due à l'anesthésie de toutes les racines de la moelle, et l'idée de Crile de supprimer le **shock opératoire** par l'anesthésie locale se trouve donc réalisé; le **shock dû à la narcose** (éther ou chloroforme) n'a plus sa raison d'être; quant au **shock psychique**, l'injection préventive d'hypoesthésie dont nous parlerons plus loin nous permet de le supprimer.

En somme, au point de vue physiologique, le **barbotage** d'une solution de cocaïne avec le liquide céphalo-rachidien nous permet d'obtenir par la cocaïnisation de ce liquide l'imprégnation intégrale de toutes les racines postérieures de la moelle et du trijumeau à sa sortie protubérantielle, c'est-à-dire **l'anesthésie chirurgicale générale de l'individu** par voie rachidienne.

Avec un point anatomique toujours le même, nettement et facilement déterminé comme nous allons le voir dans le chapitre suivant, nous pourrons sans inconvénient procéder utilement à ce **barbotage**.

CHAPITRE III

***

REMARQUES ANATOMIQUES
LIEU D'ÉLECTION POUR LA PONCTION

REMARQUES ANATOMIQUES

LIEU D'ÉLECTION POUR LA PONCTION

TUFFIER, dans son livre sur *La Rachianesthésie* (Paris, Naud, 1904), écrit :

« Le seul endroit où les injections lombaires puissent se faire sans danger de blessure pour la moelle correspond à l'espace qui s'étend entre la deuxième vertèbre lombaire et la deuxième vertèbre sacrée. Dans toute cette hauteur, en effet, le sac arachnoïdo-dural est vide de moelle et ne contient que des nerfs de la queue de cheval, nerfs flottants et mobiles, qui peuvent fuir sous l'aiguille et dont la piqûre n'entraîne d'ailleurs aucune conséquence fâcheuse. »

L'étude des coupes anatomiques ci-jointes (fig. 1, 2, 3 et 4), que nous avons pratiquées sur des sujets mis à notre disposition à l'Asile de Villejuif par les docteurs Marie et Pactet et qui ont été rendues aussi exactement que possible pour tout ce qui concerne la cavité arachnoïdienne, nous a montré comme constante qu'au niveau de la région lombo-sacrée, l'espace arachnoïdien décrit par les classiques (BOURGERY et JACOB, SAPPEY, TESTUT, POIRIER, etc...) comme rempli par les nerfs de la queue de cheval avec le filum terminale au centre ne renferme pas d'éléments nerveux flottants. Si nous

I.er P L
2.e P L
3.e P L
4.e P L
5.e P L
Diamètre transversal
du Lac 39mm
II.e L
III.e L
IV.e L
V.e L
1.re S
2.e S
3.e S
4.e S
5.e S
S
F.t
Th.6
C
Hoff

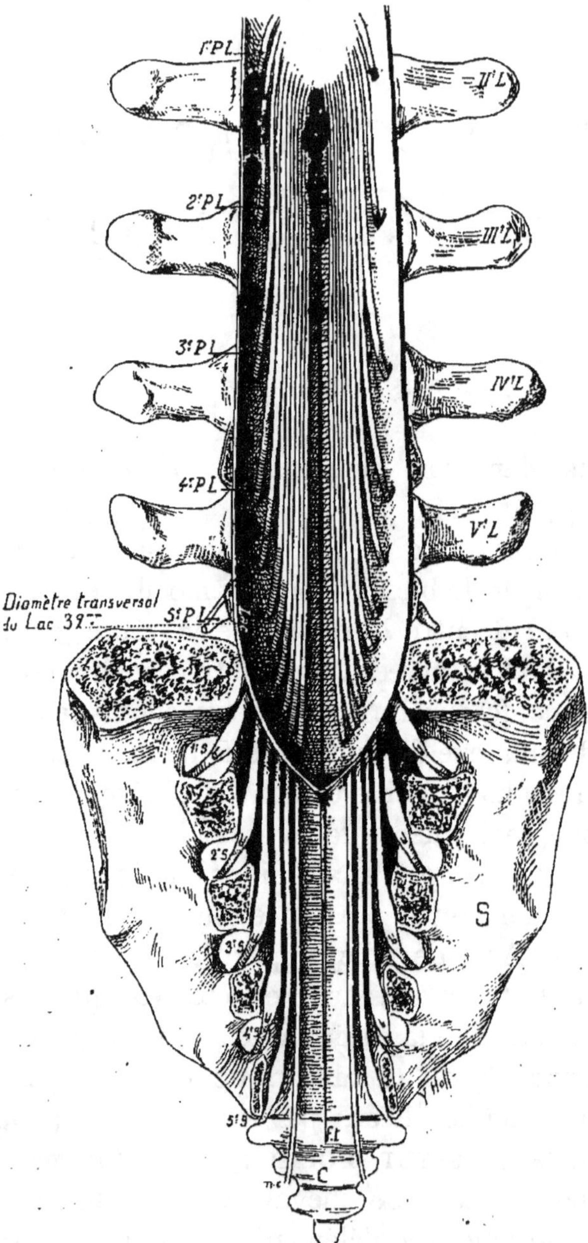

Fig. 1.

Fɪɢ. ɪ. — Coupe verticale transversale passant entre les apophyses transverses ou costiformes et les apophyses articulaires supérieures des vertèbres lombaires, de façon à trancher le pédicule à ce niveau et permettant d'enlever les apophyses épineuses avec les lames et les apophyses articulaires. Cette coupe tranche la paroi postérieure du canal sacré, de façon à mettre à jour le canal et les trous sacrés antérieurs. Sur cette planche la dure-mère seule a été incisée au ras de la coupe et l'on a respecté la partie de la paroi postérieure du canal arachnoïdien constituée à ce niveau par l'arachnoïde accolée au filum terminale (*f*) et aux nerfs de la queue de cheval; tous ces éléments sont, en un mot, représentés comme faisant partie de la paroi antérieure du canal arachnoïdien.

S., sacrum; IIᶜ L, IIIᵉ L, IVᵉ L, Vᶜ L (vertèbres lombaires). ɪʳᶜ *p. l.*, 2ᵉ *p. l.*, 3ᵉ *p. l.*, 4ᵉ *p. l.*, 5ᵉ *p. l.* (paires lombaires). — Les paires lombaires et les paires sacrées, qui paraissent distinctes sur ce dessin, sont en réalité collées les unes à côté des autres, plaquées sur la dure-mère recouvertes qu'elles sont par l'arachnoïde qui en somme les fixe à la paroi; depuis la 4ᵉ lombaire il n'existe par le fait qu'une cavité à ce niveau, le **lac arachnoïdo-sacré**.

examinons, en effet, la coupe transversale passant au-dessus de la cinquième vertèbre lombaire (Fig. 3) ou la coupe transversale au niveau de la partie supérieure du sacrum (Fig. 4), nous remarquons un triangle presque équilatéral à base antérieure et à sommet postérieur qui n'est autre que la coupe du canal rachidien à ce niveau. Les bords de ce triangle sont formés par la paroi osseuse du trou vertébral soit de la cinquième lombaire, soit de la première sacrée tapissée à ce niveau par la dure-mère (*m*) doublée elle-même, sur sa face interne, par l'arachnoïde (*a*) dont elle n'est séparée seulement sur les faces postéro-latérales que par la cinquième paire lombaire (V^e L), qui disparaît au niveau de la 5e vertèbre lombaire (Fig. 2, 3 et 4) ; et par les paires sacrées et le nerf coccygien (I^e S, IIe S, V^e S, *n. c.*) Au sommet du triangle, la dure-mère est également séparée de l'arachnoïde par le filum terminale (*f. t.*) de la moelle et les **vaisseaux spinaux terminaux** (*v.*) qui lui sont accolés et **que l'on pique si facilement dans la ponction antéro-postérieure exactement médiane.** Ces nerfs de la queue de cheval (Fig. 3 et 4) sont comme placés les uns derrière les autres, d'avant en arrière et de dehors en dedans, sur un même plan et adossés à la dure-mère contre laquelle ils sont appliqués par l'arachnoïde qui leur forme à chacun une gaine séreuse propre, **sans cependant leur constituer un véritable méso leur permettant une mobilité quelconque dans cet espace arachnoïdien.**

Au niveau du filum terminale, l'arachnoïde, après s'être séparée de la dure-mère se comporte, vis-à-vis de celui-ci, de la même façon qu'au niveau des paires rachidiennes.

Cette disposition de l'arachnoïde vis-à-vis des nerfs de la queue de cheval est une constante depuis le troisième espace lombaire jusqu'à l'extrémité du cône dural.

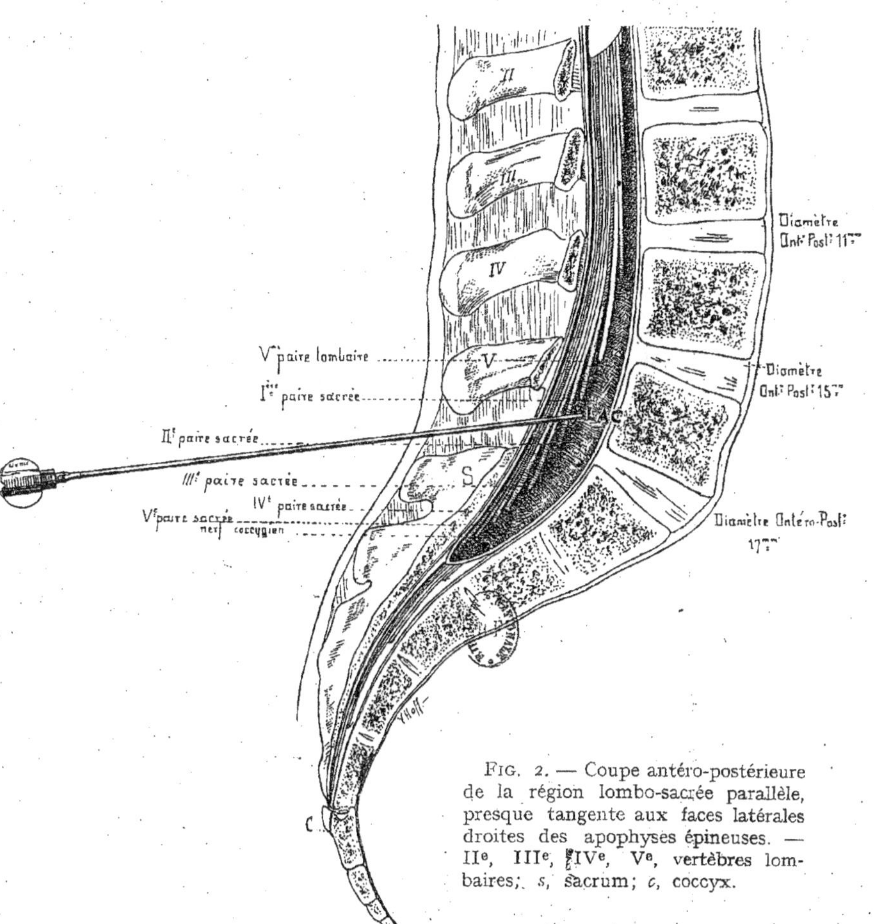

FIG. 2. — Coupe antéro-postérieure de la région lombo-sacrée parallèle, presque tangente aux faces latérales droites des apophyses épineuses. — IIe, IIIe, IVe, Ve, vertèbres lombaires; s, sacrum; c, coccyx.

Au-dessus du troisième espace, l'arachnoïde forme, à chacun des nerfs de la queue de cheval, un méso d'autant plus marqué que l'on se rapproche davantage de la terminaison de la moelle.

Nous voyons, en somme, que depuis le troisième espace intervertébral jusqu'au sommet du cône dural, il existe, à quelque niveau qu'on l'envisage, un espace relativement vaste, de forme triangulaire, dont la paroi interne se trouve formée par les méninges, les nerfs de la queue de cheval, le filum terminale et ses vaisseaux; cet espace, **véritable lac** (Fig. 2, 3 et 4) est rempli normalement par du liquide céphalo-rachidien; son diamètre, au niveau de sa paroi antérieure, est constant jusqu'au milieu de la première vertèbre sacrée : 32 millimètres en moyenne (Fig. 3 et 4); son diamètre antéro-postérieur (Fig. 2) varie suivant la hauteur; il est de 11 millimètres en moyenne au niveau de la troisième vertèbre lombaire, de 15 millimètres au niveau de la quatrième vertèbre lombaire, et de 17 à 18 millimètres au niveau de la cinquième vertèbre lombaire. Ces diamètres, sensiblement les mêmes chez tous les sujets adultes, représentent la moyenne prise sur sept sujets. L'élargissement de l'espace arachnoïdien qui forme ce lac (Fig. 2) commence au quatrième espace lombaire, atteint son maximum au niveau de l'espace lombo-sacré et va en s'atténuant jusqu'à la terminaison du cône dural, partie supérieure de la 3e sacrée (Fig. 2). Au sujet de sa limite inférieure, nous n'avons **jamais** rencontré l'anomalie décrite par CATHELIN où le cône dural se terminait au niveau de l'articulation sacro-lombaire et dans le grand nombre de rachicocaïnisations que nous avons pu pratiquer jusqu'à ce jour, **nous avons toujours pu,** et **avec succès,** faire la ponction au niveau de l'espace lombo-sacré.

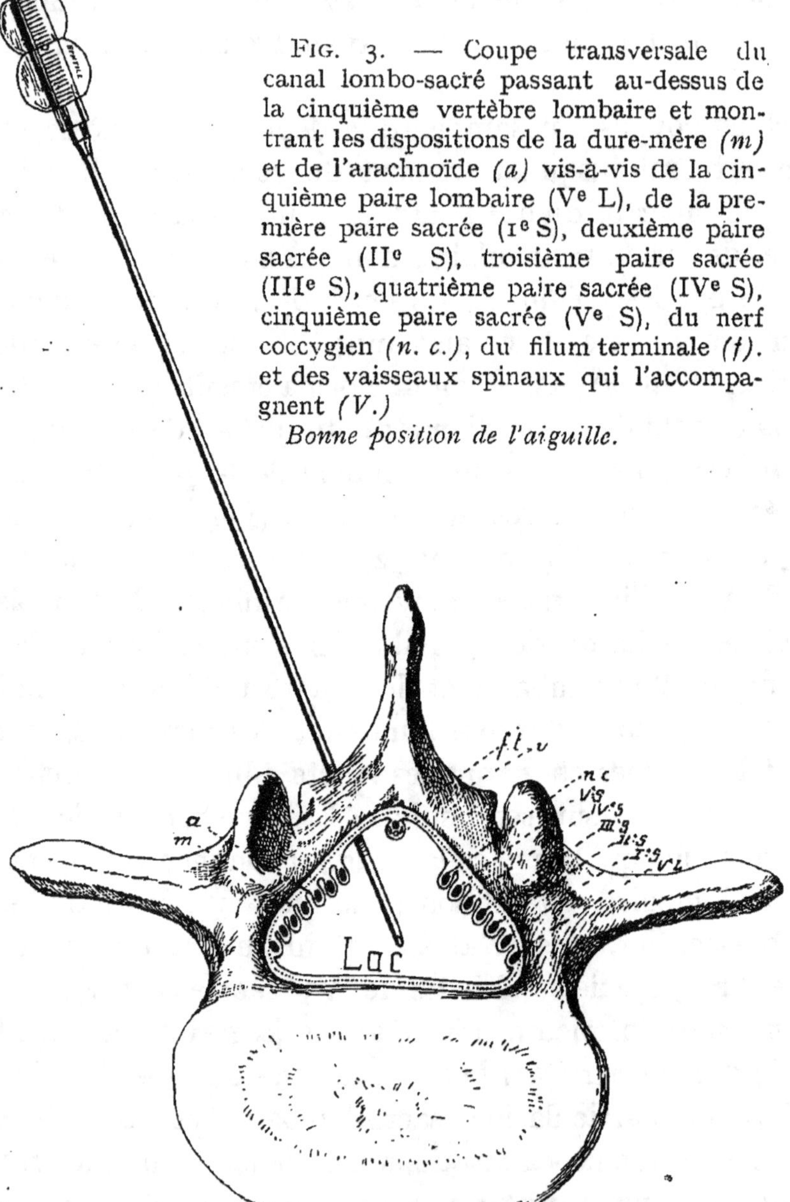

Fig. 3. — Coupe transversale du canal lombo-sacré passant au-dessus de la cinquième vertèbre lombaire et montrant les dispositions de la dure-mère *(m)* et de l'arachnoïde *(a)* vis-à-vis de la cinquième paire lombaire (V^e L), de la première paire sacrée (1e S), deuxième paire sacrée (IIe S), troisième paire sacrée (IIIe S), quatrième paire sacrée (IVe S), cinquième paire sacrée (V^e S), du nerf coccygien *(n. c.)*, du filum terminale *(f).* et des vaisseaux spinaux qui l'accompagnent *(V.)*

Bonne position de l'aiguille.

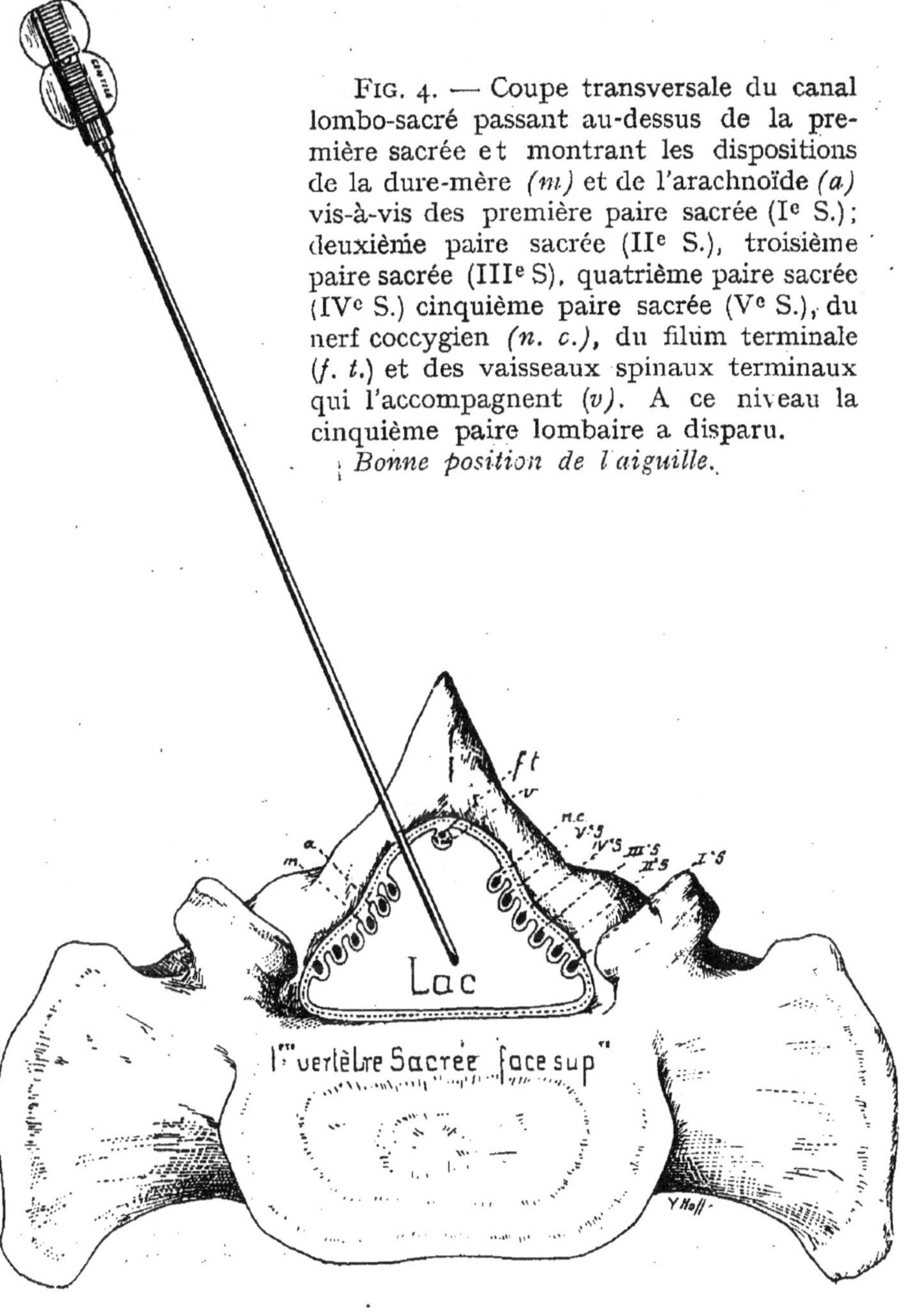

FIG. 4. — Coupe transversale du canal lombo-sacré passant au-dessus de la première sacrée et montrant les dispositions de la dure-mère *(m)* et de l'arachnoïde *(a)* vis-à-vis des première paire sacrée (I^e S.) ; deuxième paire sacrée (IIe S.), troisième paire sacrée (IIIe S). quatrième paire sacrée (IVe S.) cinquième paire sacrée (Ve S.), du nerf coccygien *(n. c.)*, du filum terminale *(f. t.)* et des vaisseaux spinaux terminaux qui l'accompagnent *(v)*. A ce niveau la cinquième paire lombaire a disparu.

Bonne position de l'aiguille.

Les nerfs de la queue de cheval, au niveau de ce lac, traversent successivement la dure-mère pour aller former les plexus lombaires, sacré et sacro-coccygien. Aussi, au fur et à mesure que nous descendons, les parois postéro-latérales de ce lac présentent des nerfs de la queue de cheval de moins en moins nombreux.

Sur la figure 2 nous pouvons nous rendre compte qu'au niveau du quatrième espace, en inclinant un peu plus son aiguille dans le sens transversal, on peut facilement arriver à toucher la cinquième paire lombaire du côté opposé (première branche du plexus sacré), ce que le malade accuse aussitôt par une douleur dans le membre du côté opposé suivie du cri classique : « Oh ! ma jambe ! » Dans le cinquième espace, au contraire, la cinquième paire lombaire n'existe plus **et les autres branches du plexus sacré sont déjà suffisamment latérales et postérieures pour qu'il nous soit impossible de les toucher** (Fig. 2 et 4), même en inclinant fortement notre aiguille en dehors. Enfin, sur toute l'étendue du **lac lombaire**, il n'existe plus de cloisonnement conjonctif : les prolongements conjonctifs antérieurs et postérieurs et les ligaments dentelés qui reliaient la surface de la moelle à la dure-mère n'existant plus depuis la deuxième vertèbre lombaire.

Si au niveau de l'espace lombo-sacré (Fig. 2) le lac formé par l'arachnoïde nous présente son maximum de développement, nous voyons également sur le squelette que l'espace lombo-sacré (Fig. 5, 6, 7, 8) nous présente un champ opératoire beaucoup plus large que celui des troisième et quatrième espaces lombaires intervertébraux. L'espace lombo-sacré (Fig. 5) présente en effet, entre ses deux articulations sacro-lombaires, un diamètre transversal (A. B.) de 36 à 38 millimètres, tandis qu'au niveau du quatrième espace, le diamètre transverse (C. D.), pris entre les apophyses articulaires inférieures de la quatrième vertèbre lombaire, ne présente que 28 millimètres, c'est-à-dire un centimètre de moins, et que le diamètre transverse (E . F.) du troisième espace n'est que de 24 à 25 millimètres, pour diminuer encore au niveau du deuxième. Retenons ici que les lames de la cinquième vertèbre lombaire sont de plus en plus étendues transversalement au fur et à mesure que l'on se rapproche de leur bord inférieur et qu'à ce niveau leur étendue transversale (Fig. 5) est environ de un tiers supérieure au bord correspondant des lames des autres vertèbres lombaires. Encore là une raison pour laquelle, anatomiquement, l'espace lombo-sacré est de beaucoup le plus large des espaces.

Dans le sens vertical, cet espace lombo-sacré est encore bien plus large que les deux espaces supérieurs, et cela d'autant plus que, non seulement il n'existe pas sur le sacrum d'apophyses épineuses du volume des apophyses épineuses lombaires, mais qu'au contraire le bord inférieur de cet espace, au lieu d'être très légèrement convexe, comme dans les espaces supérieurs, se trouve fortement concave (Fig. 5, 6, 7 et 8) presque en forme de V terminé à son sommet par un tubercule (Fig. 6) à peine marqué. Ce tubercule, quelquefois bifide (Fig. 5, 7 et 8), fait parfois communiquer l'espace lombo-sacré avec le premier espace sacré quand ce dernier existe (Fig. 8). En outre, nous devons encore faire observer que l'espace qui sépare la quatrième apophyse épineuse de la cinquième apophyse épineuse lombaire est de deux fois et demie à trois fois moins grand que l'espace séparant la cinquième apophyse épineuse du bord supérieur et postérieur du canal sacré (Fig. 5, 6, 7 et 8).

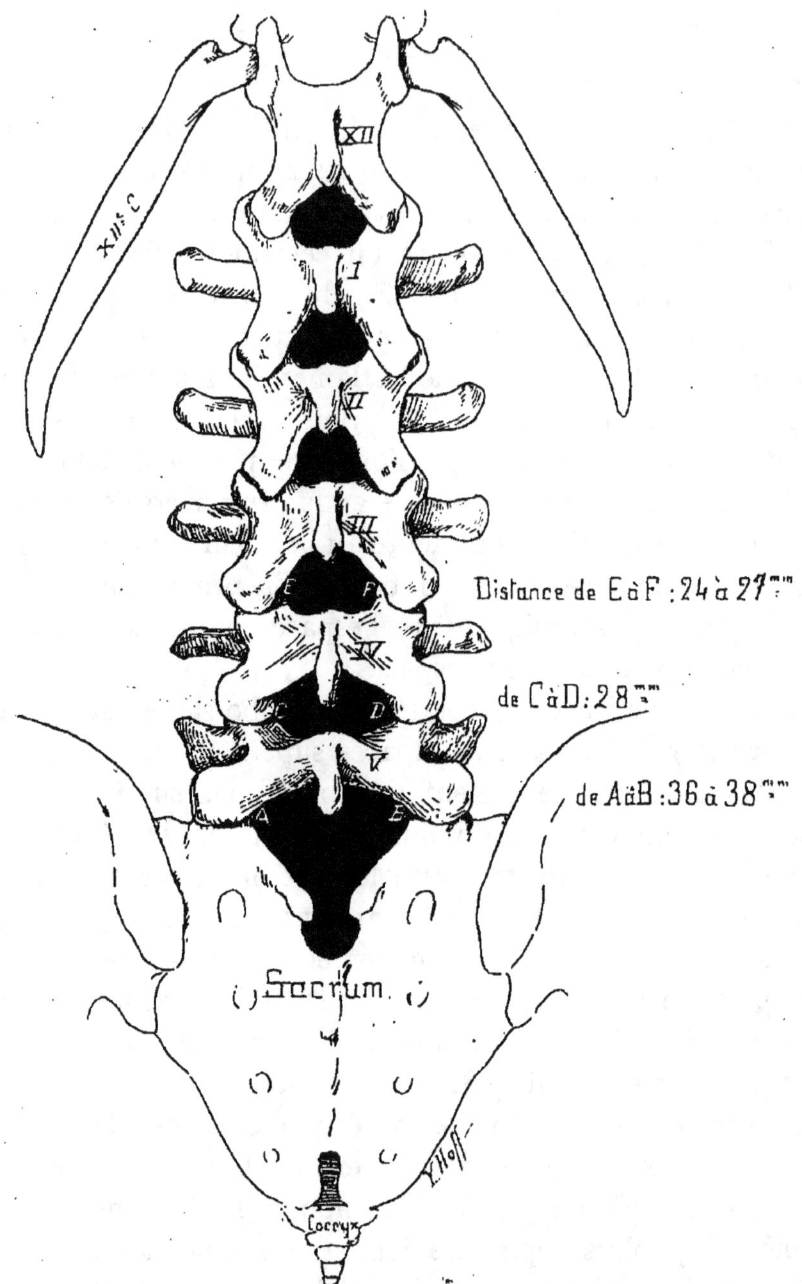

FIG. 5. — Reproduction exacte du squelette de la région lombo-sacrée avec les diamètres osseux transverses des troisièmes espaces (E. F.), du quatrième espace (C. D.) et de l'espace lombo-sacré (A. B.); on peut facilement, sur cette figure, se rendre compte du champ opératoire que présente chacun de ces espaces.

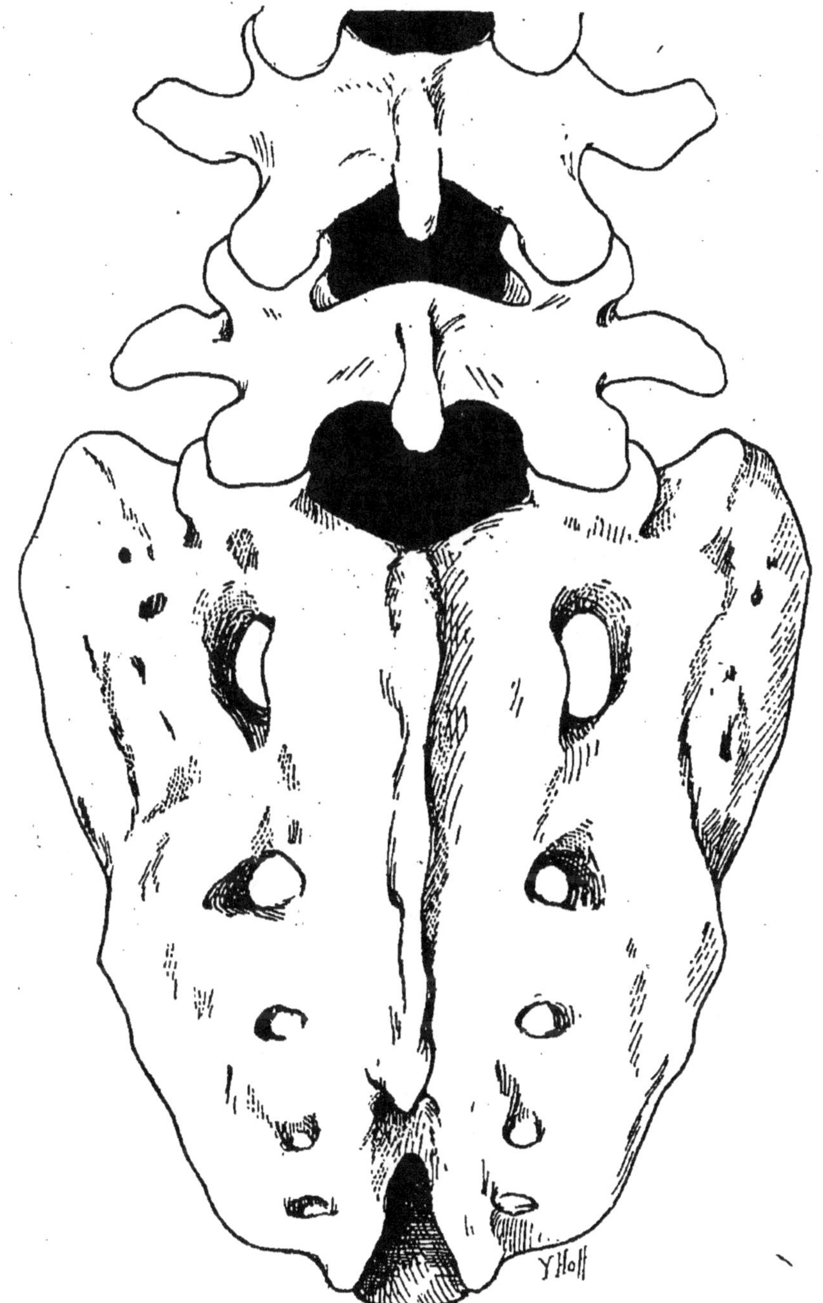

Fɪɢ. 6. — Sacrum d'adulte (Homme). L'espace sacro-lombaire, bien plus grand que le quatrième espace lombaire, se présente ici avec les dimensions les plus réduites que l'on rencontre,

Les figures 6, 7 et 8 nous montrent enfin les trois configurations différentes que présente l'espace sacro-lombaire suivant les sujets.

Pour toutes ces considérations anatomiques, nous avons choisi comme lieu d'élection pour la ponction, l'espace lombo-sacré :

1° parce que, à son niveau, le lac formé par l'arachnoïde présente son maximum d'étendue dans le sens postéro-antérieur, 17 à 18 millimètres environ ;

2° parce que, à son niveau, par la ponction, nous ne risquons pas de léser aucune des branches du plexus sacré, en particulier la cinquième paire lombaire ;

3° parce que, à son niveau, on peut même placer une canule à drainage (1) sans risquer de léser les nerfs de la queue de cheval ;

4° parce que, à son niveau, la ponction est beaucoup plus facile, le champ opératoire étant plus étendu et dans le sens vertical et dans le sens transversal.

En somme, cet espace arachnoïdien lombaire ne renferme pas d'éléments nerveux flottants dans sa cavité, ces derniers faisant partie intégrale des parois postéro-latérales de l'espace arachnoïdien. Les nerfs mobiles, dont parle TUFFIER dans sa technique de rachicocaïnisation, ne sauraient donc exister dans cet espace qui n'est anatomiquement rempli au centre que par du liquide céphalo-rachidien. C'est un véritable lac que nous avons appelé **lac arachnoïdo-lombaire.**

---

(1) LE FILLIATRE. — *Appareil à drainage lombaire.* (Maison Collin Paris.

CHAPITRE IV

TECHNIQUE

INSTRUMENTATION

L'instrumentation comprend :

1º Une aiguille-trocart spéciale (Fig. 9);

2º Une seringue spéciale en verre de 10 centimètres cubes (Fig. 10);

3º Un tube ou éprouvette graduée de 30 centimètres cubes (Fig. 11).

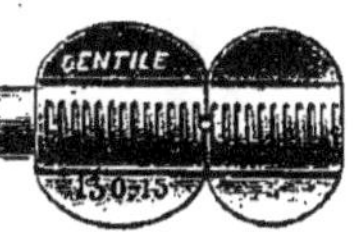

FIG. 9. — Aiguille-trocart spéciale de 14 à 15 dizièmes de millimètre de diamètre intérieur et de 12 à 15 centimètres de longueur.

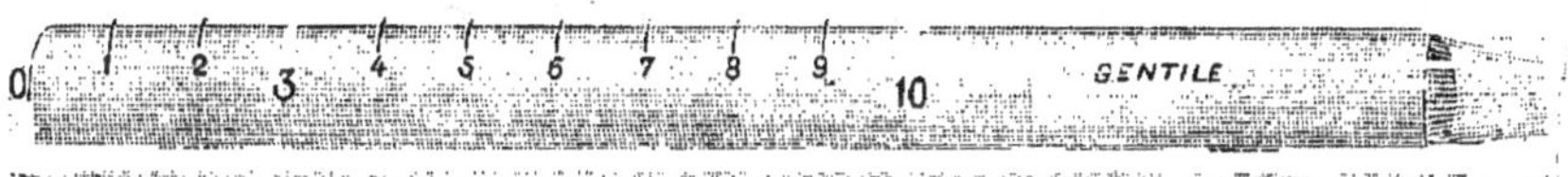

FIG. 10. — Seringue en verre, spéciale, modèle Gentile, de 10 centimètres cubes.

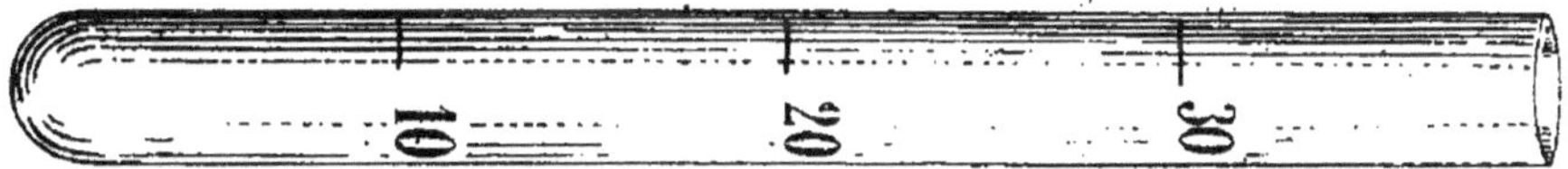

FIG. 11. — Tube gradué de 30 centimètres cubes.

L'aiguille-trocart, munie d'un mandrin en acier, doit avoir un diamètre de quatorze à quinze dixièmes de millimètres, ce qui est indispensable pour procéder utilement au

barbotage, sa longueur de 12 à 15 centimètres. Cette aiguille, à son pavillon, doit être munie de deux ailettes pour permettre de l'immobiliser facilement pendant l'adaptation de la seringue.

La **seringue**, genre Luer spécial, d'un diamètre inférieur de 13 millimètres, doit être à glissement très doux du piston afin d'être sensible à la pression du liquide céphalo-rachidien et doit s'adapter très exactement au pavillon de l'aiguille-trocart, de façon à ne pas laisser passer d'air ou de liquide au niveau de son ajustage avec cette dernière ; cette seringue doit être graduée jusqu'à 3 centimètres cubes et porter ensuite une dernière graduation à 10 centimètres cubes.

Ces instruments seront stérilisés par ébullition pendant 20 minutes dans de **l'eau distillée**, afin de ne pas ajouter à la solution injectée ou à son mélange avec le liquide céphalo-rachidien les sels contenus dans l'eau ordinaire, sels déposant facilement sur les parois de la seringue et qui, bien qu'en quantité infinitésimale, ne manqueraient pas d'agir sur l'arachnoïde et seraient une cause d'hypersécrétion, d'où hypertension avec ses complications.

SOLUTION A INJECTER

Nous avons essayé d'employer en rachianesthésie tous les différents produits connus jusqu'à ce jour (stovaïne, novocaïne, eucaïne, scurocaïne... etc.). Ces produits, avouons-le franchement, ne nous ont jamais donné pleinement satisfaction, soit que l'anesthésie ne soit pas assez massive, soit que l'anesthésie ne soit pas assez généralisée. Avec ces produits de remplacement, le chirurgien s'exposera souvent à des échecs et l'expérience qu'il en fera les lui fera délaisser tôt ou tard pour n'employer que le **chlorhydrate de cocaïne chimiquement pur,** produit classique, qui nous a toujours donné la véritable anesthésie chirurgicale, l'anesthésie massive et suffisamment durable dont nous avons grand besoin pour mener à bien nos interventions chirurgicales, sans avoir à recourir à l'éther ou au chloroforme.

Depuis nombre d'années, dans notre pratique journalière, le chlorhydrate de cocaïne chimiquement pur employé aux doses que nous indiquons et suivant notre technique ne nous a **jamais donné la moindre intoxication, le moindre ennui.**

En thérapeutique, il en est de la cocaïne comme des autres alcaloïdes : il est des doses qu'il faut connaître et ne jamais dépasser si l'on veut respecter la limite de tolérance de l'organisme et éviter l'intoxication.

Devant ces considérations, nous ne nous occuperons donc ici que de la solution que nous employons dans notre pratique courante :

La préparation de la solution de cocaïne à 1 pour 50 doit être faite au moment de s'en servir : après avoir flambé et brisé avec un instrument aseptique les extrémités de l'ampoule (Fig. 13) d'eau distillée et stérilisée, verser son contenu dans le tube de cocaïne (Fig. 12) jusqu'au trait portant le chiffre 4 ; chauffer légèrement la solution ainsi obtenue sur une lampe à alcool et charger la seringue munie de l'aiguille à ponction de la quantité que l'on désire injecter : 2 centimètres cubes et demi ou 3 centimètres cubes.

Dans un but économique, pour éviter les frais de fabrication du tube gradué (Fig. 12) nous avons fait fabriquer par TEMPLIER de simples tubes fermés à la lampe, non gradués pouvant contenir au moins 3 centimètres cubes de liquide et renfermant seulement 6 centigrammes de cocaïne stérilisée. Pour s'en servir, il faut d'abord charger la seringue de 3 centimètres cubes d'eau distillée stérilisée et l'injecter ensuite dans l'ampoule à cocaïne (Fig. 14) après avoir brisé la pointe une fois flambée ; chauffer légèrement la solution et s'en servir.

Le chlorhydrate de cocaïne renfermé dans le tube doit être **chimiquement pur, pesé avec une exactitude rigoureuse, et le mode de stérilisation employé ne doit lui avoir fait subir aucune altération** (1).

---

(1) Après les recherches que nous avons faites en collaboration avec V. TEMPLIER, nous avons adopté un procédé de stérilisation que ne modifie en aucune façon, tant au point de vue chimique que physiologique, le chlohydrate de cocaïne chimiquement pur que nous employons.

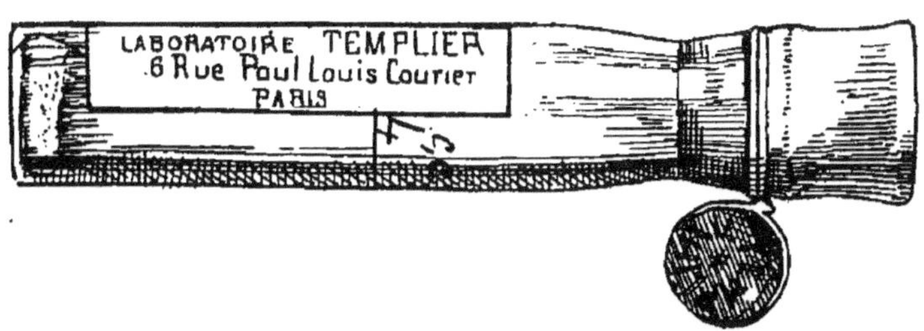

Fig. 12. — Tube gradué à 4 c.c. renfermant o gr. o8 de chlorhydrate cocaïne chimiquement pur, stérilisé par le procédé TEMPLIER.

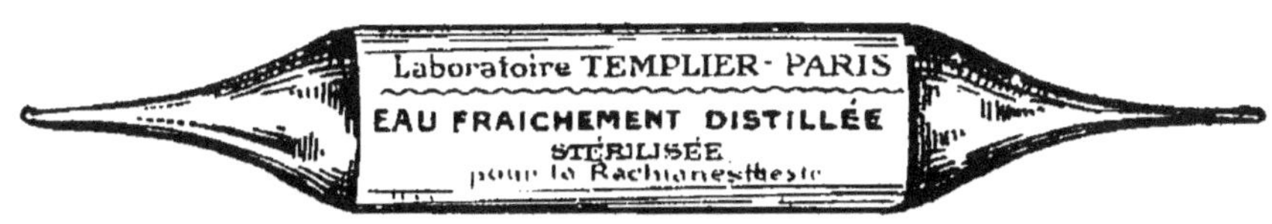

Fig. 13. — Ampoule d'eau distillée stérilisée de 5 centimètres cubes.

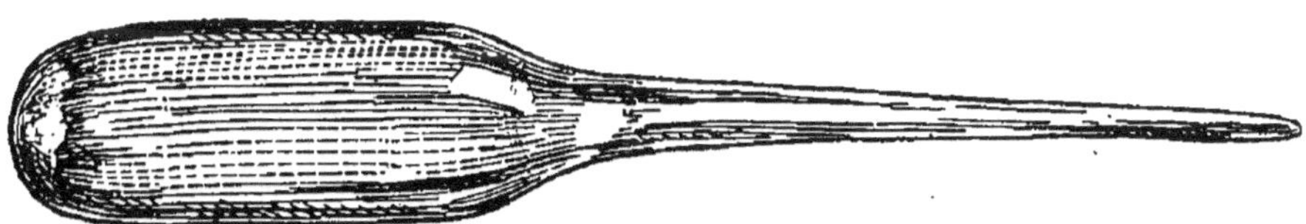

Fig. 14. — Ampoule non graduée renfermant 6 centigrammes de chlorhydrate de cocaïne chimiquement pur, stérilisé par le procédé TEMPLIER.

PRÉPARATION DU SUJET

ET

INJECTION PRÉVENTIVE

Le sujet purgé la veille et à jeun si possible, faire une **demi-heure avant la ponction** une injection hypodermique, dans la cuisse de préférence, d'**hypoesthésine** Templier.

L'hypoesthésine Templier est vendue sous forme d'ampoule d'un centimètre cube et se compose d'une solution de 1/4 de milligramme de scopolamine, de 1 centigramme de chlorhydrate de morphine, de 3 milligrammes de sulfate neutre de strychnine, de 5 centigrammes de sulfate de spartéine.

En juin 1913, à la Société de Biologie, je faisais connaître que, pour éviter les accidents passagers survenant quelques minutes après la ponction et l'injection analgésiante (nausées, vomissements, pâleur de la face, sueurs, faiblesse du pouls, relâchement des sphincters) il suffisait de faire une injection de 2 à 3 milligrammes de sulfate neutre de strychnine et de 5 centigrammes de spartéine.

Quelques mois après, pour obtenir le calme psychique et physique nécessaire à l'immobilisation parfaite du sujet, j'ajoutais une injection de morphine que je faisais suivre bientôt d'une injection de 1/4 de milligramme de scopolamine. J'arrivais ainsi à supprimer complètement les accidents du début de l'anesthésie (accidents décrits par CHAPUT sous le nom d'**orage**) et à obtenir, avec un bon état général du sujet, l'immobilité et le calme si indispensables à l'acte opératoire. Pendant la grande guerre, nous faisions donc quatre injections préparatoires consécutives : strychnine, spartéine, morphine et scopolamine. Depuis, pour simplifier, nous avons avec l'**hypoesthésine** réduit les injections préventives à une seule.

Aussitôt l'injection d'hypoesthésine faite, **bander les yeux du sujet et ne plus parler dans son entourage** pour éviter les excitations externes. Il sera bon également de prévenir le sujet que pendant l'opération **il sentira qu'on le touche mais qu'il ne ressentira aucune douleur**, afin d'éviter les réactions pusillanimes.

POSITION DU SUJET

Le sujet doit être assis, les membres inférieurs allongés sur la table d'opération ou encore les jambes pendantes de chaque côté, les mains reposant sur les cuisses, près des genoux ; vous lui demandez alors d'arrondir son dos en s'écrasant (Fig. 15).

Si le sujet, à cause de ses lésions, ne peut se courber suffisamment en avant pour permettre la ponction et pour recueillir le liquide, mettez-le alors en travers de la table de façon que la région sacro-lombaire arrive au bord de cette dernière. Ainsi, bien que le tronc ne soit pas complètement dans la verticale, vous aurez la place nécessaire et vous pourrez quand même, par l'espace lombo-sacré, procéder aux différents temps de l'anesthésie ; c'est ainsi, du reste, que nous avons dû procéder pendant la guerre, et très utilement, avec les blessés des membres inférieurs et du bassin et en particulier dans les fractures par balle ou éclat d'obus de la cuisse et de la hanche.

Dans le cas où le malade devrait rester couché, un bon moyen pour lui faire arrondir le dos est de lui passer une serviette assez longue sous les jarrets, de venir prendre le cou avec les deux chefs et de la nouer sur la nuque ; il faut encore, dans cette position, que votre région sacro-lombaire soit sur le même plan vertical que le bord de la table. Dans ce cas, ponctionnez toujours du côté de la table et vous pourrez facilement recueillir le liquide.

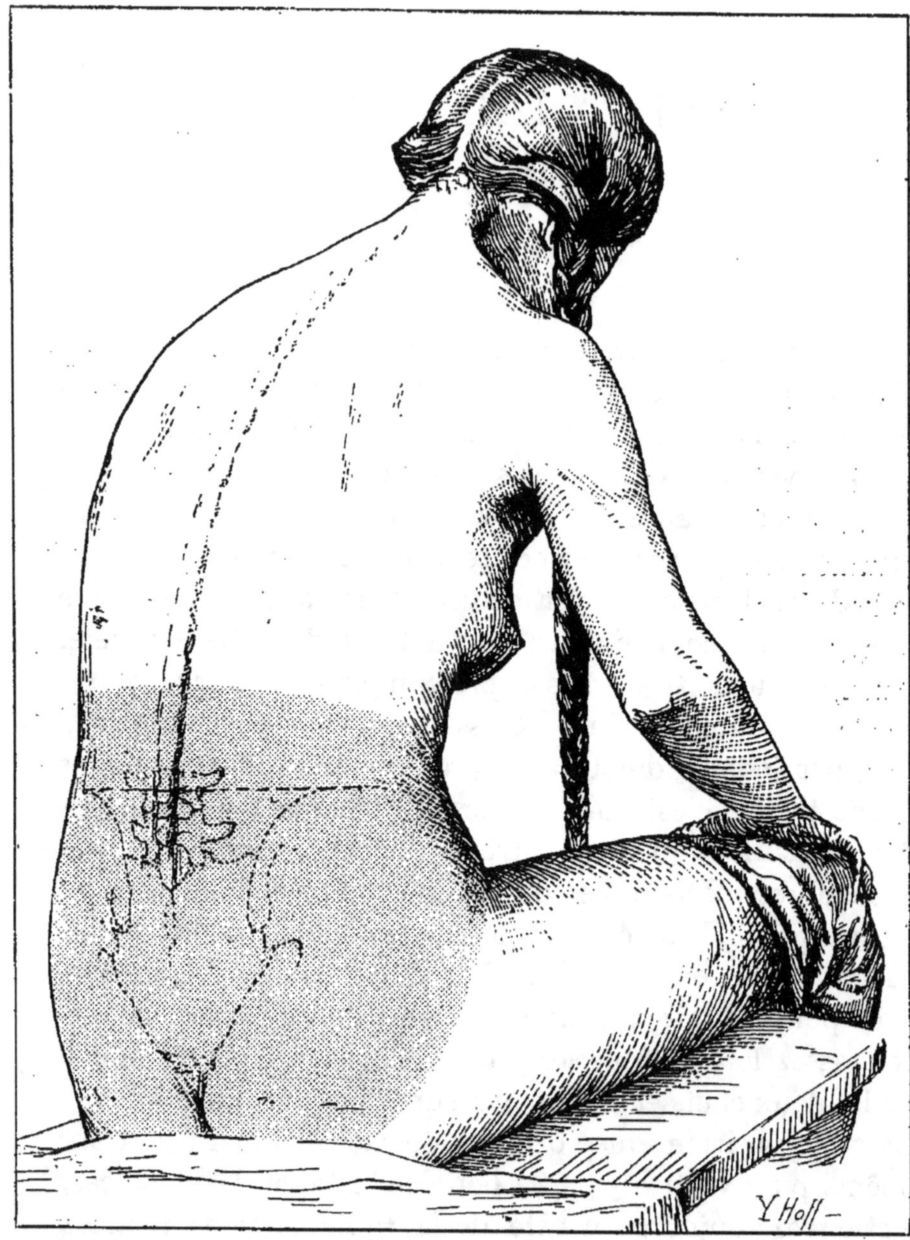

FIG. 15. — *Bonne position du sujet.* La partie grise représente la région
que l'on doit recouvrir de *teinture d'iode.*

PRÉPARATION DE LA PEAU
POUR LA PONCTION

La région lombo-sacrée rasée s'il est besoin, le sujet mis en position, badigeonner à la **teinture d'iode** toute la région sacro-lombaire, y compris les crêtes iliaques dans leurs deux tiers postérieurs afin que le chirurgien puisse repérer ces crêtes, tout en restant aseptique. Ioder, en un mot, cette région comme sur la figure 15. Placer ensuite un champ opératoire sur la table au bas de cette région et poser sur ce champ aiguille-trocart, seringue chargée et éprouvette graduée, ces instruments étant stérilisés.

PONCTION ET « BARBOTAGE »

Ponction :

Afin d'obtenir un **barbotage** utile, **faire la ponction dans l'espace sacro-lombaire** au-dessous de la cinquième vertèbre lombaire (Fig. 5), au-dessus de la première vertèbre sacrée.

Pour déterminer cet espace : repérer par la ligne bi-iliaque l'apophyse épineuse de la quatrième vertèbre lombaire comme l'indique TUFFIER (Fig. 16), en repérant vous-même sur un plan médio-transverse les crêtes iliaques du sujet et en recherchant avec le pouce de la main gauche, sur la ligne horizontale réunissant ces deux crêtes, l'apophyse épineuse de la quatrième lombaire ; glissez ensuite ce même pouce au-dessous de cette apophyse et vous rencontrez l'apophyse épineuse de la cinquième lombaire : cette apophyse marque la partie supérieure de l'espace lombo-sacré.

Pour pratiquer la ponction, il faut :

1er TEMPS : **Repérer l'arc de cercle** cutané et horizontal passant juste au-dessous de l'apophyse épineuse de la cinquième lombaire. Cet arc de cercle est délimité par le plan vertical antéro-postérieur passant par la ligne des apophyses épineuses et le plan médio-transverse de l'individu.

2e TEMPS : **Piquer sur cet arc de cercle** (Fig. 17) **à un travers de doigt en dehors de la ligne médiane en tenant l'aiguille inclinée de 15 à 30 degrés sur le plan**

vertical antéro-postérieur (Fig. 18 et fig. 19). Ainsi on évitera de blesser les **vaisseaux** (*v*) qui entourent le filum terminale, vaisseaux qui, à ce niveau, sont la terminaison des artères spinales et des veines qui les accompagnent. (Ponctionner juste sur la ligne médiane, c'est s'exposer **à créer une hémorragie dans le lac arachnoïdien** ; cette hémorragie non dangereuse présente cependant l'inconvénient de troubler le liquide céphalo-rachidien et de gêner le **barbotage** en diminuant quelquefois la diffusion de la solution de cocaïne.

3ᵉ TEMPS : **Enfoncer l'aiguille-trocart** comme dans la figure 18 **jusqu'à résistance** de la paroi antérieure du canal lombo-sacré ; **revenir légèrement en arrière** (Fig. 19) et retirer le mandrin. Le liquide s'écoule (Fig. 20), en recueillir dans le tube gradué de **25** à **30** centimètres cubes, mais toujours **trente** si l'on doit opérer au-dessus de la ligne mammaire. **La ponction** avec **évacuation préalable** terminée, adapter (Fig. 21) la seringue chargée de la solution de cocaïne au pavillon de l'aiguille-trocart, **pavillon saisi entre le pouce et l'index de la main gauche au niveau des ailettes, le bord cubital de cette main reposant sur le dos du malade** (Fig. 22, 23, 24) ; ainsi vous éviterez de déplacer tant soit peu le bec de l'aiguille-trocart et vous mènerez à bien votre anesthésie.

En refoulant simplement le contenu de votre seringue, vous pratiquez une rachianesthésie suivant la méthode de Tuffier, en y ajoutant cependant notre « évacuation préalable et suffisante » de liquide céphalo-rachidien et notre ponction dans l'espace lombo-sacré au lieu du quatrième espace lombaire, dit espace de Tuffier.

Si vous voulez obtenir une analgésie plus étendue, vous procédez au **barbotage** comme suit :

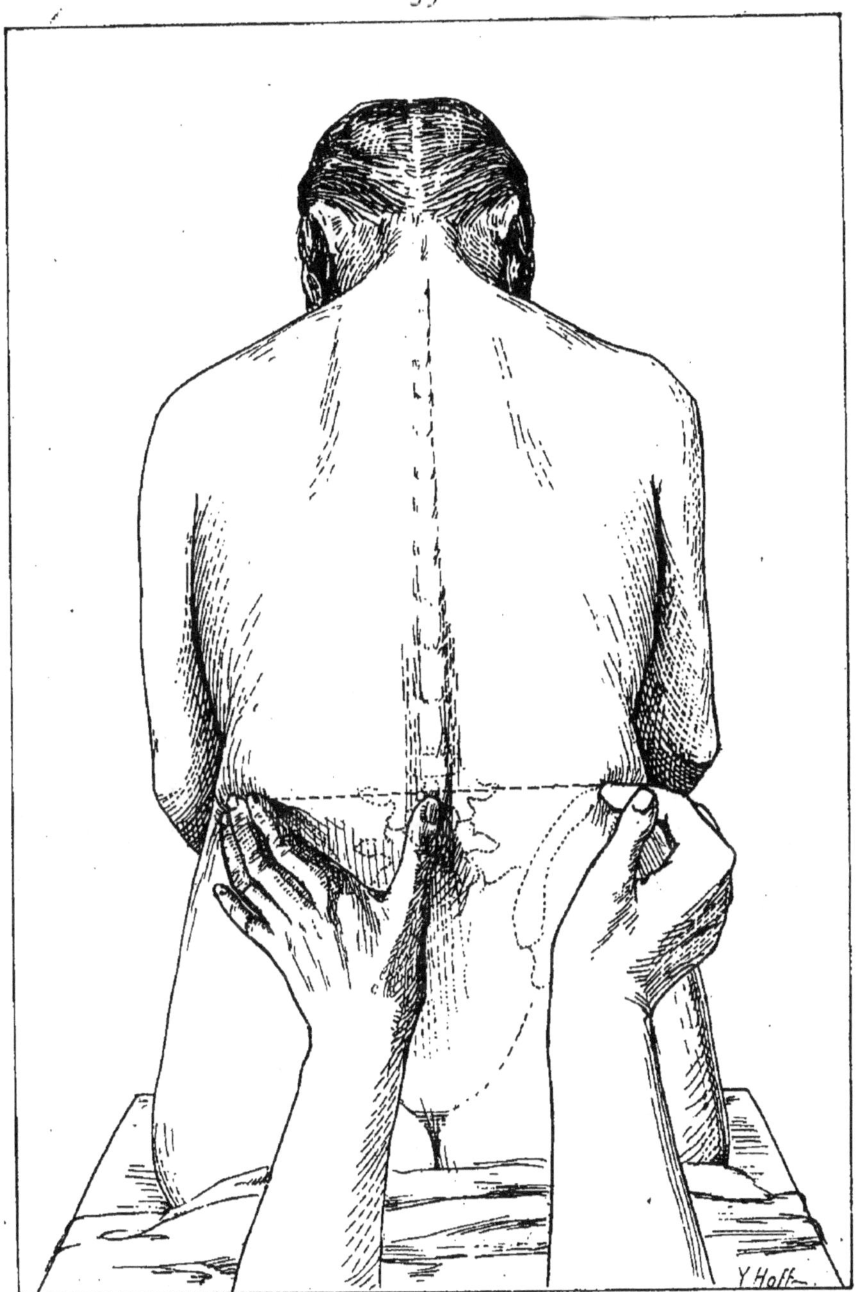

FIG. 16. — Repérage par le chirurgien des crêtes iliaques sur la ligne axillaire et reconnaissance par le pouce de l'apophyse épineuse de la quatrième vertèbre lombaire (technique Tuffier).

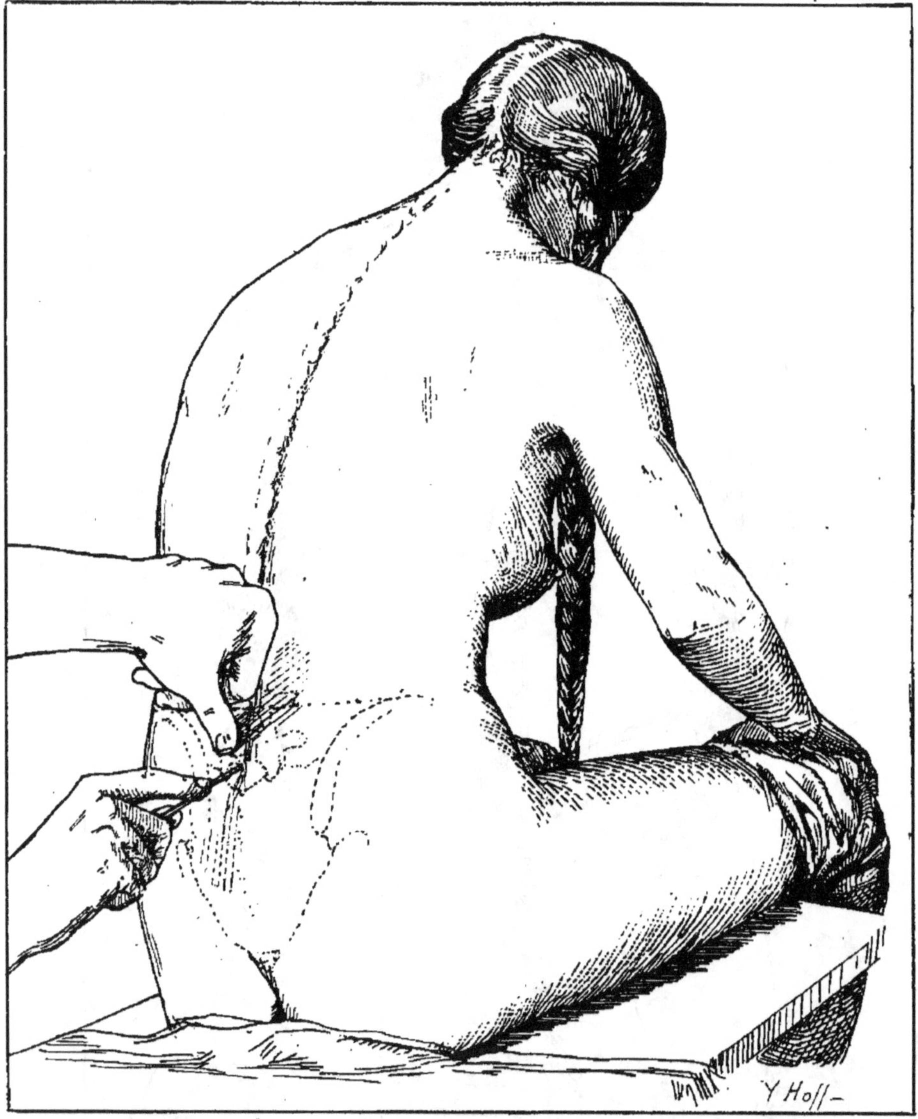

FIG. 17. — Ponction dans l'espace lombo-sacré au-dessous de l'apophyse épineuse de la cinquième lombaire repérée par le pouce qui a glissé de la quatrième sur la cinquième.

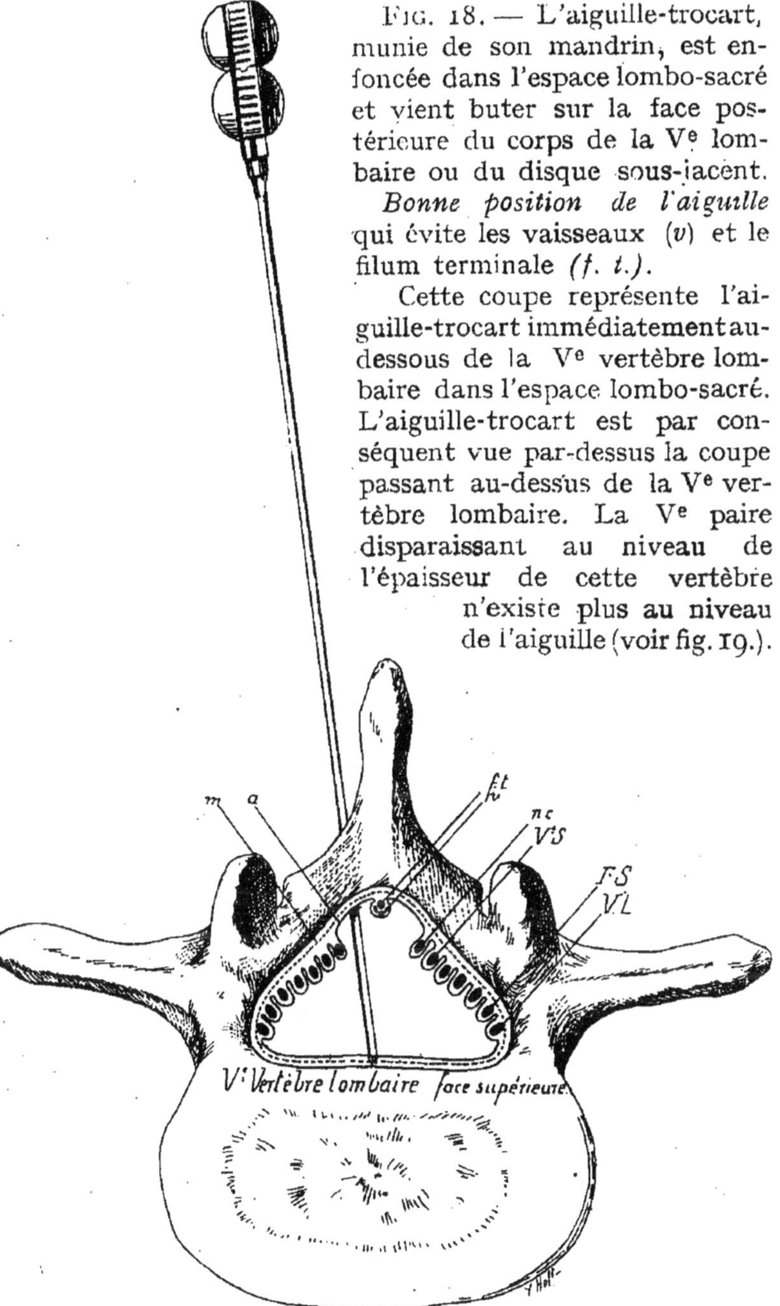

Fig. 18. — L'aiguille-trocart, munie de son mandrin, est enfoncée dans l'espace lombo-sacré et vient buter sur la face postérieure du corps de la Vᵉ lombaire ou du disque sous-jacent.

Bonne position de l'aiguille qui évite les vaisseaux (*v*) et le filum terminale *(f. t.)*.

Cette coupe représente l'aiguille-trocart immédiatement au-dessous de la Vᵉ vertèbre lombaire dans l'espace lombo-sacré. L'aiguille-trocart est par conséquent vue par-dessus la coupe passant au-dessus de la Vᵉ vertèbre lombaire. La Vᵉ paire disparaissant au niveau de l'épaisseur de cette vertèbre n'existe plus au niveau de l'aiguille (voir fig. 19.).

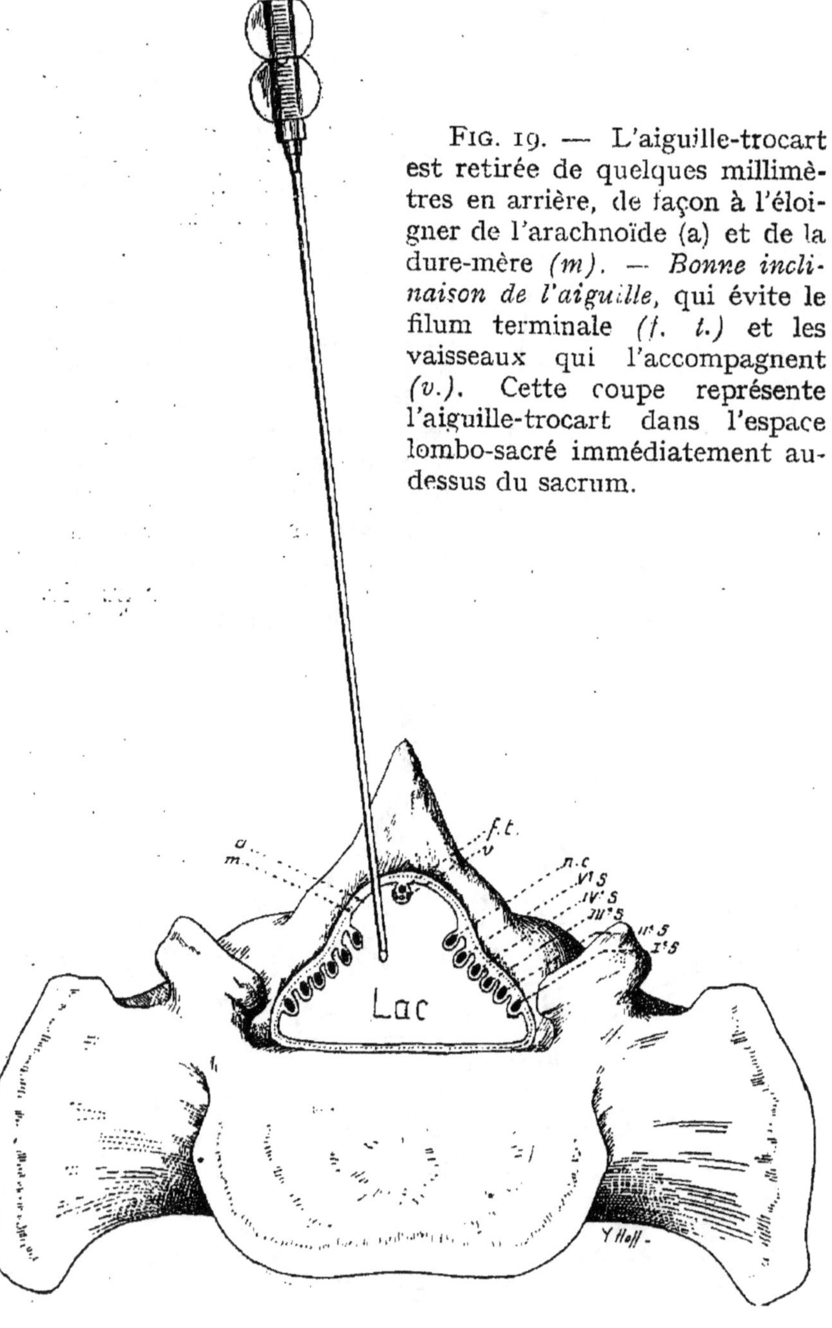

FIG. 19. — L'aiguille-trocart est retirée de quelques millimètres en arrière, de façon à l'éloigner de l'arachnoïde (a) et de la dure-mère *(m)*. — *Bonne inclinaison de l'aiguille*, qui évite le filum terminale *(f. t.)* et les vaisseaux qui l'accompagnent *(v.)*. Cette coupe représente l'aiguille-trocart dans l'espace lombo-sacré immédiatement au-dessus du sacrum.

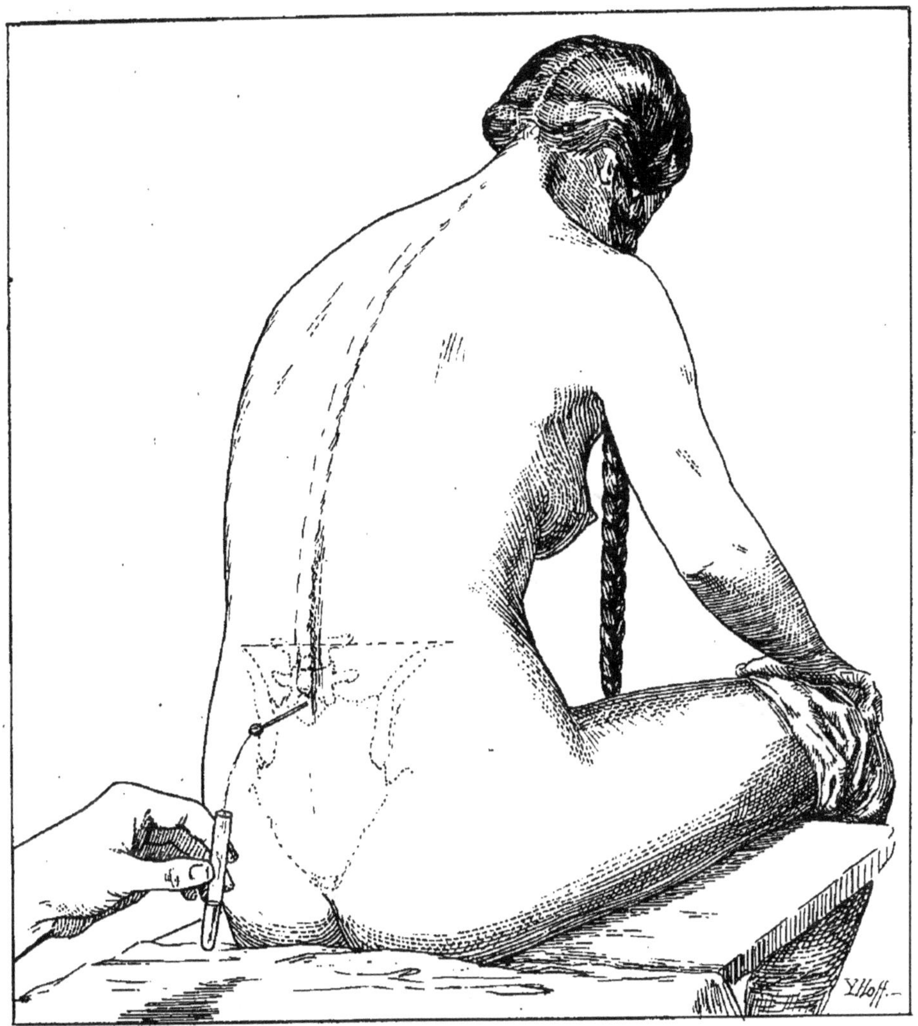

FIG. 20. — Le trocart est retiré et le chirurgien recueille dans le tube gradué de 25 à 30 centimètres cubes de liquide céphalo-rachidien suivant la hauteur à laquelle il veut opérer.

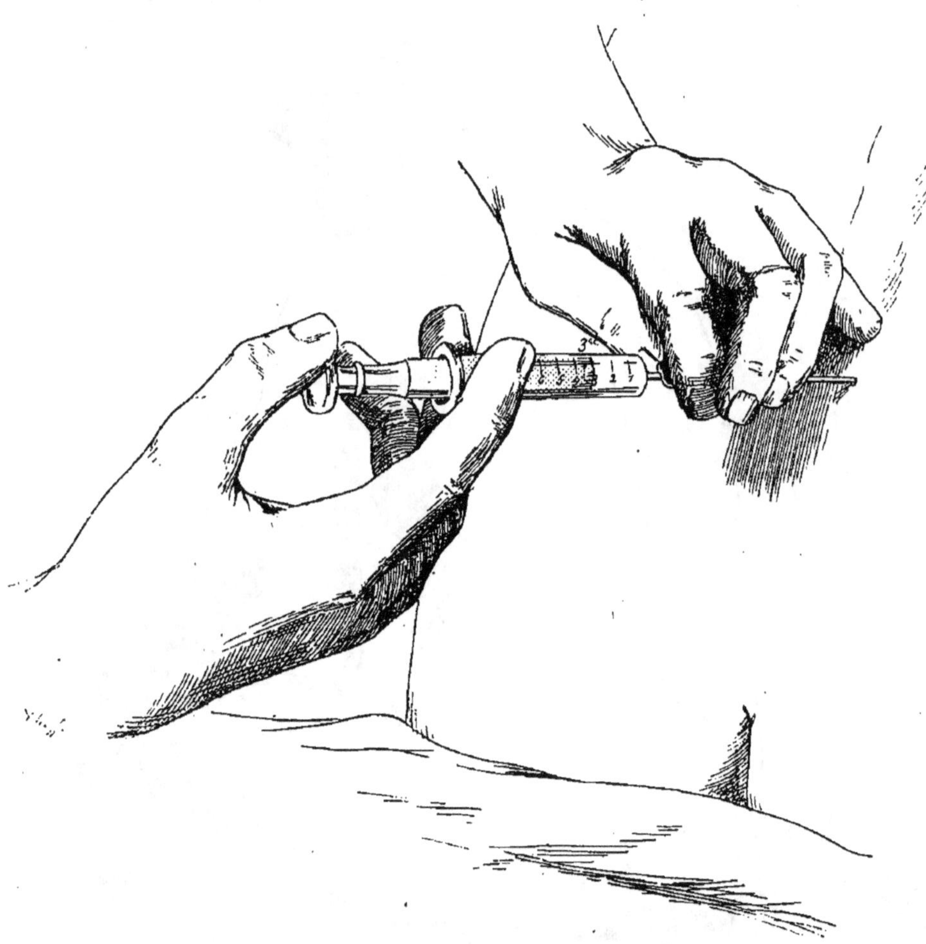

FIG. 21. — Adaptation de la seringue chargée à 3 centimètres cubes à l'aiguille. *Remarquez la position de la main gauche dont le bord cubital repose sur la peau de la région, le pouce et l'index maintenant l'aiguille immobile en servant les ailettes.*

1ᵉʳ TEMPS du **barbotage** (Fig. 22) : Laisser revenir sous la pression du liquide céphalo-rachidien le piston en arrière **jusqu'à 10 centimètres cubes de contenu** (faire tousser le sujet si le piston ne revient pas).

2ᵉ TEMPS (Fig. 23, 24) : Pousser assez fortement le piston de la main droite de façon à produire une **injection brusquée,** tout en maintenant toujours l'aiguille-trocart de la main gauche de la façon prescrite. (L'injection brusquée ne présente aucun inconvénient.)

Laisser ensuite revenir le piston en arrière (Fig. 22) jusqu'au trait 10 c., comme pour le 1ᵉʳ temps et passez ensuite au second temps; vous répéterez au moins trois fois ce brassage du liquide céphalo-rachidien pour obtenir un **barbotage** utile.

Ce **barbotage** terminé, enlever l'aiguille, toucher la peau à la teinture d'iode dédoublée et coucher le sujet sur le champ opératoire qui vous a servi pour pratiquer cette anesthésie.

P. DELMAS (1), pour obtenir l'analgésie générale de l'individu, emploie une seringue de Luer de 20 centimètres cubes et refoule **avec force** tout le contenu de la seringue (cocaïne et liquide céphalo-rachidien) dans l'espace sous-arachnoïdien, sans répéter cette manœuvre. C'est, en somme, une injection massive et brusquée. Ce procédé, plus hardi que le nôtre, semble lui avoir donné de bons résultats. Néanmoins, le chirur-

----

(1) M. PAUL DELMAS, professeur agrégé à la Faculté de Médecine de Montpellier, a rapporté, dans la *Presse Médicale* du 14 mars 1918, une modification de technique que nous employons lorsque nous n'avons pas d'eau fraîchement distillée stérilisée à notre disposition, cette technique étant plus délicate : il remplace l'eau distillée stérilisée par du liquide céphalo-rachidien.

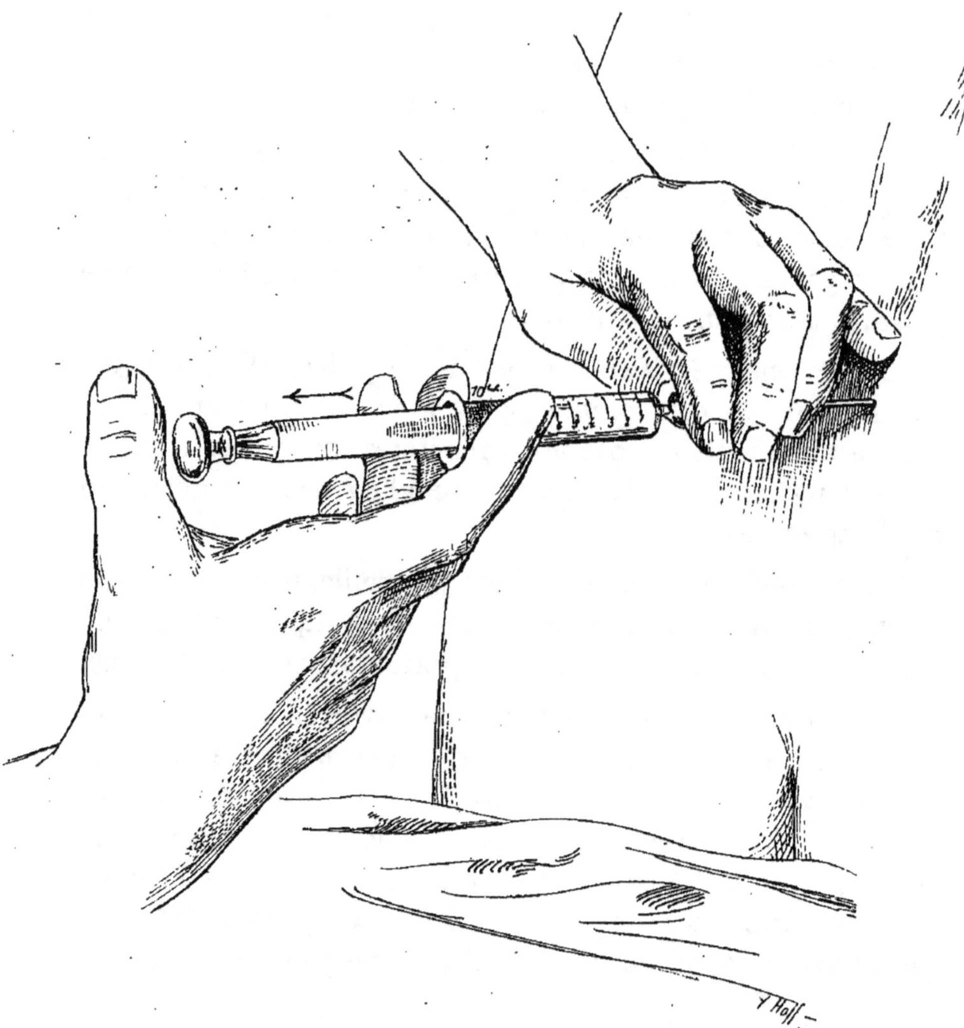

FIG. 22. — Ier *temps du barbotage*. L'opérateur, sous la seule pression du liquide céphalo-rachidien, laisse revenir en arrière le piston de la seringue jusqu'à 10 centimètres cubes ; il a mélangé ainsi ses 3 centimètres cubes de solution de cocaïne avec 7 centimètres cubes de liquide céphalo-rachidien.

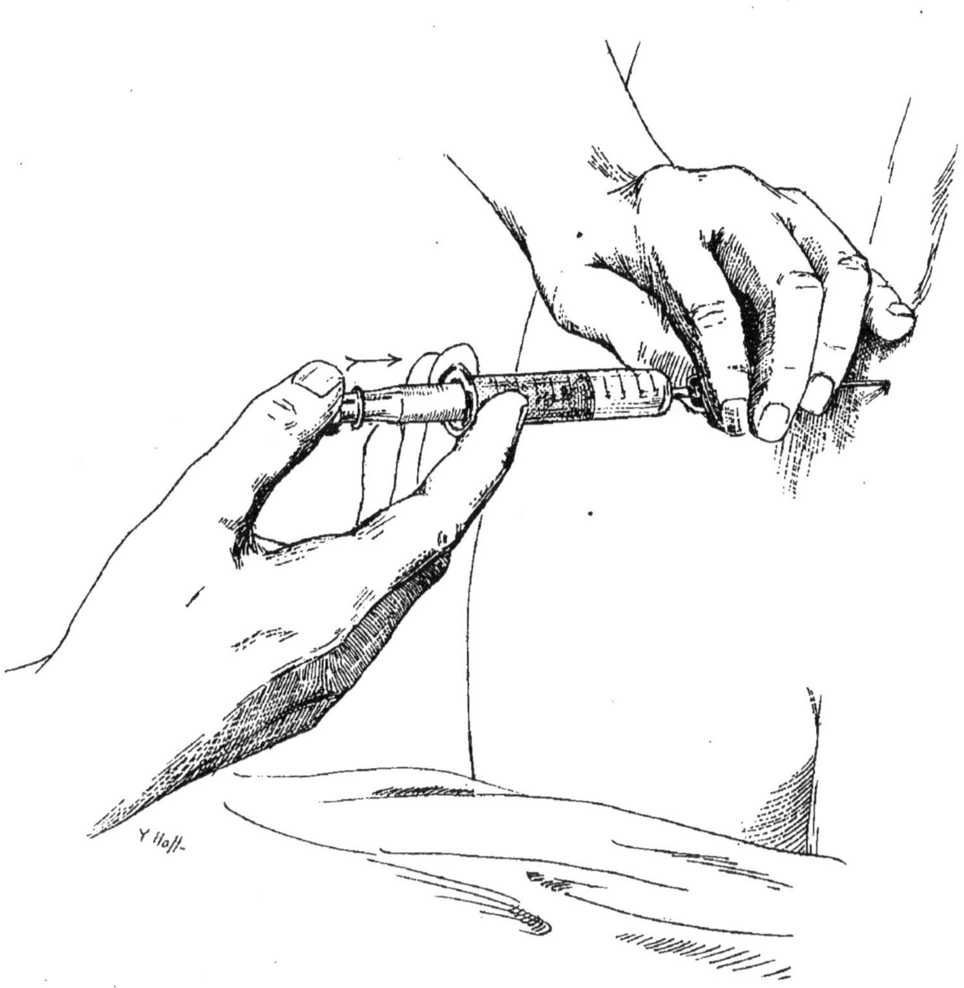

Fig. 23. — *2ᵉ temps du barbotage*. Le mélange est repoussé dans les espaces arachnoïdiens.

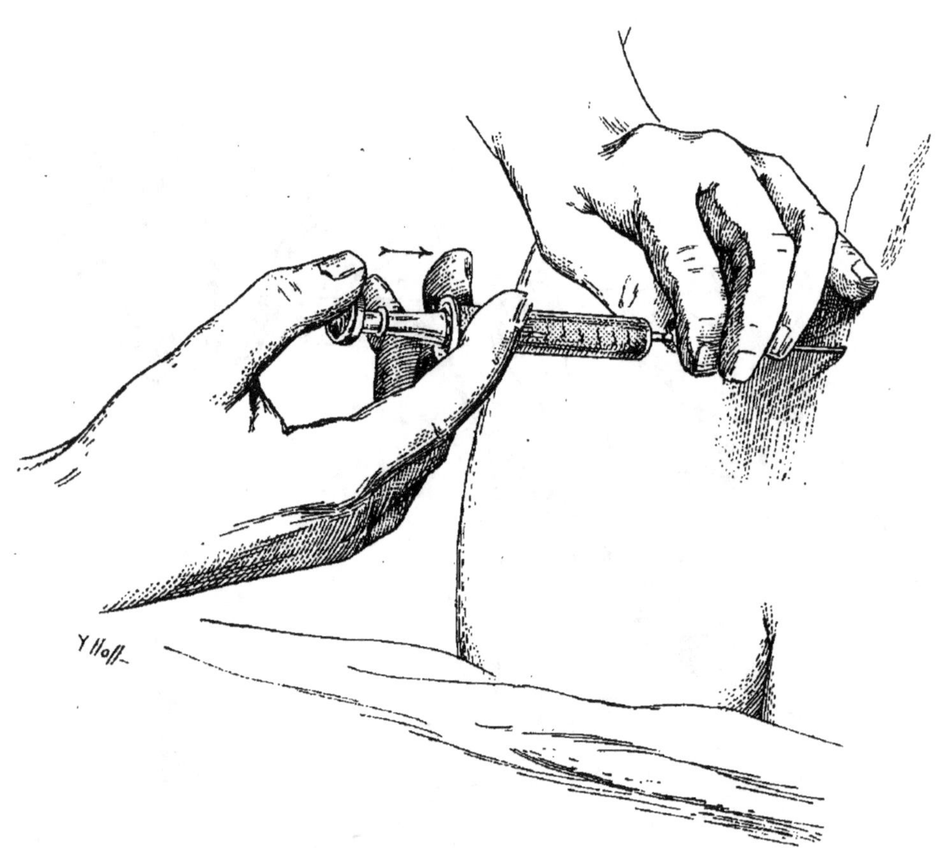

FIG. 24. — *Le 2e temps du barbotage* est terminé et le chirurgien va repasser au 1er temps. Il répétera le 1er et le 2e temps *quatre et cinq* fois pour obtenir l'analgésie générale du sujet.

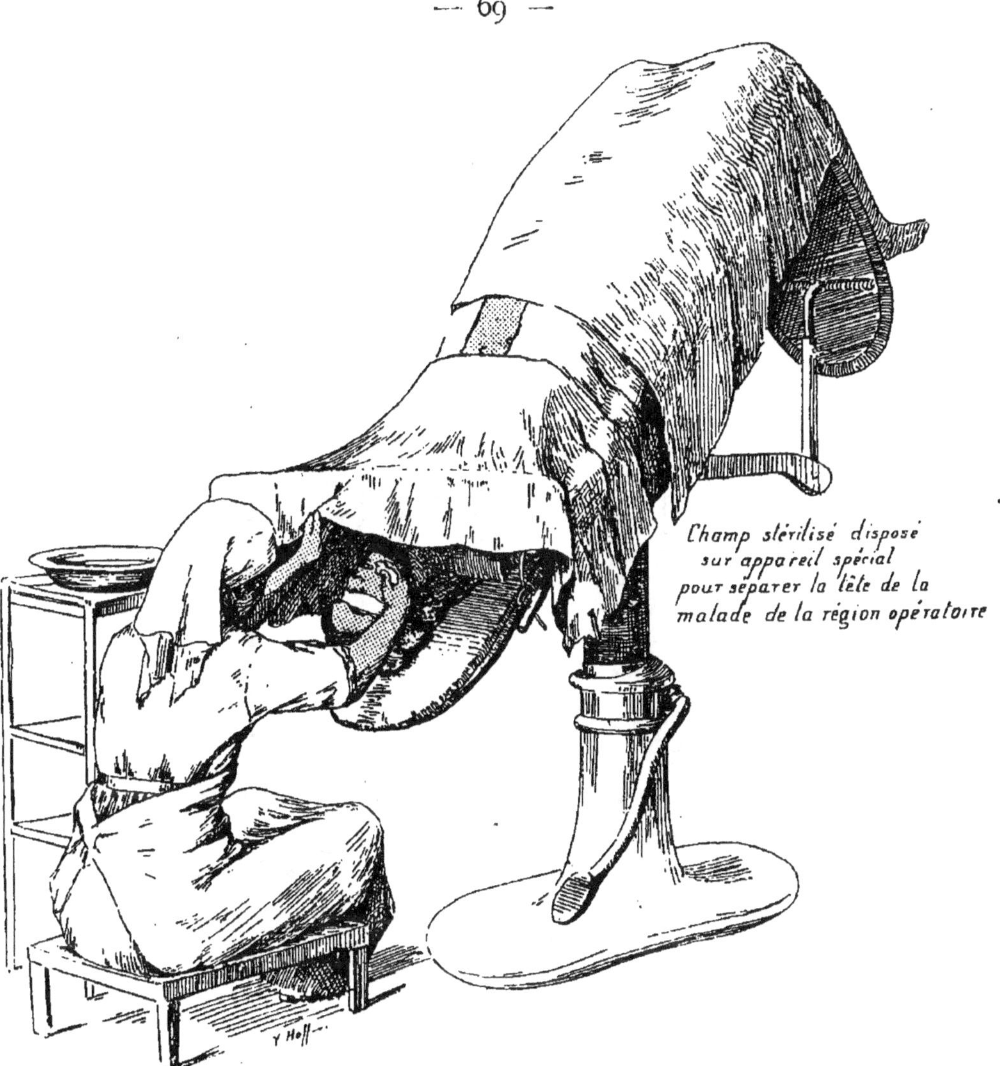

FIG. 25. — Malade en position de TENDELENBURG, *un bandeau sur les yeux;* l'infirmière lui passe une compresse trempée dans de l'eau fraîche sur les lèvres, les joues et le front, et *fait respirer à 20 à la minute.* Sur cette figure on remarque que le champ opératoire placé au-devant et au-dessus de la tête est maintenu par un *écran spécial* que nous avons fait construire à cet effet : la tête du malade et l'infirmière sont ainsi séparées du chirurgien.

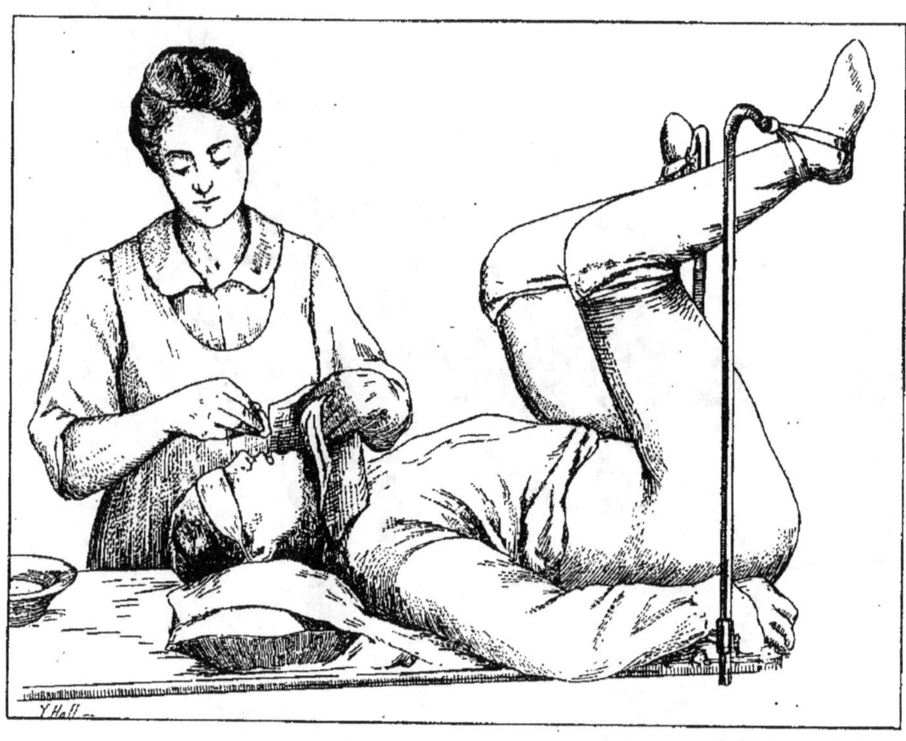

FIG. 26. — Malade en position gynécologique, l'infirmière lui passe une compresse d'eau trempée dans de l'eau fraîche sur les lèvres, les joues et le front, tenant de sa main gauche une serviette pliée pour former écran; l'infirmière *fait respirer le sujet à 20 à la minute.* On remarque le bandeau sur les yeux de la malade.

gien, par ce procédé, n'a pas le contrôle si précieux que donne le **barbotage** ; avec le **barbotage**, l'opérateur s'est lui-même rendu compte que sa solution analgésiante a bien été mélangée au liquide céphalo-rachidien et qu'il n'a pas poussé cette dernière en dehors de l'espace arachnoïdien (d'où raté d'anesthésie).

L'anesthésie sous-ombilicale est presque instantanée, l'anesthésie du tronc, des membres supérieurs et de la tête sera complète dans les cinq à dix minutes qui suivront.

Le malade pourra être ensuite placé dans toutes les positions nécessaires à l'intervention.

La position de TRENDELENBURG (Fig. 25), en particulier, est à rechercher, car, par suite de la vasoconstriction cérébrale due à la cocaïne, elle augmente favorablement la circulation cérébrale. Par contre, la position assise est à éviter, car elle augmente l'anémie cérébrale ; se contenter donc, pour intervenir sur la tête, de relever légèrement la tête au-dessus du niveau du tronc.

Remarquons ici qu'avec ce procédé, au lieu d'injecter une solution au cinquantième telle que nous l'avons préparée, nous injectons, par suite de l'addition du liquide céphalo-rachidien (réalisée par le 1er temps du **barbotage**) une solution dont le **titre varie entre le cent cinquantième et le deux centième** ; aussi est-elle **très bien tolérée** par l'organisme.

RECOMMANDATIONS

1º **L'anesthésie généralisée** ne saurait être obtenue en augmentant seulement la dose de cocaïne injectée, si l'on n'a pas, au préalable, retiré la quantité de liquide nécessaire, soit **30 centimètres cubes.**

De la quantité de cocaïne injectée dépendra seulement la **durée de l'anesthésie à la hauteur de laquelle on désire opérer**, tandis que l'**étendue de l'anesthésie est proportionnelle**, si l'on peut dire, à la quantité de liquide **céphalo-rachidien retiré**, quelle que soit la position du sujet.

2º Pendant l'intervention, et surtout au début, un aide devra faire respirer le malade régulièrement **à vingt respirations à la minute**, et lui passera sur le front, les joues et les lèvres **une compresse humectée d'eau fraîche**, ce que les malades apprécient beaucoup (Fig. 25 et 26).

3º Autant que possible, **maintenir la tête du sujet immobile** pendant l'opération et les deux heures qui suivent.

4º Lui donner des boissons (thé, café, etc.) deux heures après l'intervention; six heures après on peut alimenter.

5º Conserver l'opéré au lit pendant quarante-huit heures;

on peut néanmoins le transporter allongé aussitôt l'opération.

6° **Supprimer les boules d'eau chaude dans le lit**
du malade pendant les douze heures qui suivent l'opération.

7° Par suite de l'évacuation du liquide céphalo-rachidien,
maintenir l'opéré dans **une position se rapprochant de
l'horizontale, la tête plutôt basse**, afin d'éviter la
céphalée qui peut résulter de l'élévation de la tête dans la
position semi-assise.

CHAPITRE V

DURÉE ET MARCHE DE L'ANESTHÉSIE

DURÉE ET MARCHE DE L'ANESTHÉSIE

L'anesthésie dure d'autant plus que la dose de l'analgésique est plus forte. Par le **barbotage**, même avec un centigramme de cocaïne, on obtient l'insensibilité des cornées; mais cette anesthésie ne durera que quelques minutes, aussi peut-on très bien, pour une anesthésie toute passagère des membres inférieurs et du périnée, injecter seulement 2 centigrammes de cocaïne, soit un centimètre cube de notre solution au cinquantième. D'autre part, l'expérience, basée sur plusieurs milliers de rachianesthésies pratiquées d'après cette méthode, nous a amplement démontré qu'il n'y a **absolument aucun inconvénient** à atteindre les doses de cinq à six centigrammes de chlorhydrate de cocaïne chimiquement pur, à la **seule condition que l'on fasse, une demi-heure avant, une injection hypodermique d'hypoesthésine** et que l'on exécute le 1er temps du **barbotage**.

Ainsi, chez un sujet de 60 kilogrammes, homme ou femme, nous injectons :

1º **Pour l'anesthésie sous-mammaire de l'individu** deux centimètres cubes et demi de notre solution, soit **cinq centigrammes de chlorhydrate de cocaïne chimiquement pur** et nous obtenons une anesthésie massive :

de deux heures au moins pour les **membres inférieurs** et le **périnée**;

d'une heure et demie pour l'**abdomen**;

d'une heure pour le **thorax** (région sous-mammaire).
Si l'on veut augmenter la durée d'une demi-heure, au lieu
d'injecter cinq centigrammes de cocaïne, en injecter six.

2° **Pour l'anesthésie des régions hautes, tête com-
prise**, trois centimètres cubes de notre solution, soit **six centigrammes de chlorhydrate de cocaïne chimiquement
pur**, et vous obtiendrez une durée d'anesthésie de trois quarts
d'heure à une heure.

Comme **la durée de l'anesthésie est fonction de la
dose**, remarquons ici que ces doses sont établies pour des
adultes de 60 kilogrammes et au-dessus (homme ou femme);
chez un enfant de 10 kilogrammes, par exemple, nous injectons
(suivant en cela la proportion de 6 pour 60) un centigramme de
chlorhydrate de cocaïne; chez un enfant de 20 kilogrammes,
nous injecterions deux centigrammes, et ainsi de suite. Il faudra aussi, chez les enfants, diminuer également propor-
tionnellement la dose d'hypoesthésine suivant l'âge de
l'individu.

L'anesthésie chirurgicale de l'individu commence
par les pieds pour gagner progressivement **mais très rapide-
ment** les régions supérieures; la disparition de la sensibilité
commence ensuite par les parties les plus hautes de l'individu
pour atteindre en dernier lieu les pieds.

Il ne faudrait pas croire que la durée de l'anesthésie que
nous venons d'établir suivant les régions et suivant la dose
injectée marque le moment où le sujet recouvre sa sensibilité normale. **La durée que nous avons fixée est la durée
moyenne de l'anesthésie chirurgicale;** mais, entre cette

anesthésie massive et le retour à la sensibilité normale, il faudra compter plusieurs heures, cinq à six heures **au moins,** et c'est ainsi que j'ai pu constater une brûlure grave de la cuisse chez une malade qui, six heures après, s'était fait mettre une brique chaude dans son lit, malgré mes recommandations à ce sujet.

CHAPITRE VI

INCIDENTS DE L'ANESTHÉSIE

INCIDENTS DE L'ANESTHÉSIE

a) **Ponction blanche :** Si le liquide ne coule pas, c'est que vous avez commis une faute de technique : emploi d'une aiguille sans mandrin métallique, ponction en dehors de l'espace par suite de mauvaises positions (Fig. 2 7, 28, 29), pénétration du bec de l'aiguille dans l'espace épidural en dehors de l'espace sous-arachnoïdien. Vous éviterez cette ponction blanche en vous servant d'une aiguille d'au moins quatorze dixièmes de millimètre (pour avoir toujours du jet et non du goutte à goutte, aiguille munie d'un mandrin, en veillant à ce que le sujet, au moment de la ponction, ne creuse pas le dos (Fig. 2 7), n'avance pas une fesse plus que l'autre (Fig. 29), ne baisse pas une épaule (Fig. 2 8 et 29), à ce qu'il prenne la position voulue et que vous marquiez bien, de votre côté, le 3ᵉ temps de la ponction en retirant légèrement votre aiguille en arrière après avoir buté sur la paroi antérieure du canal lombo-sacré comme dans la figure 19.

Nous pouvous affirmer aujourd'hui, en nous basant sur des centaines et centaines de cas, que la ponction blanche n'existe pas et **qu'elle n'est que le résultat d'un vice de technique.**

b) **Si vous avez du sang à la ponction**, c'est que vous

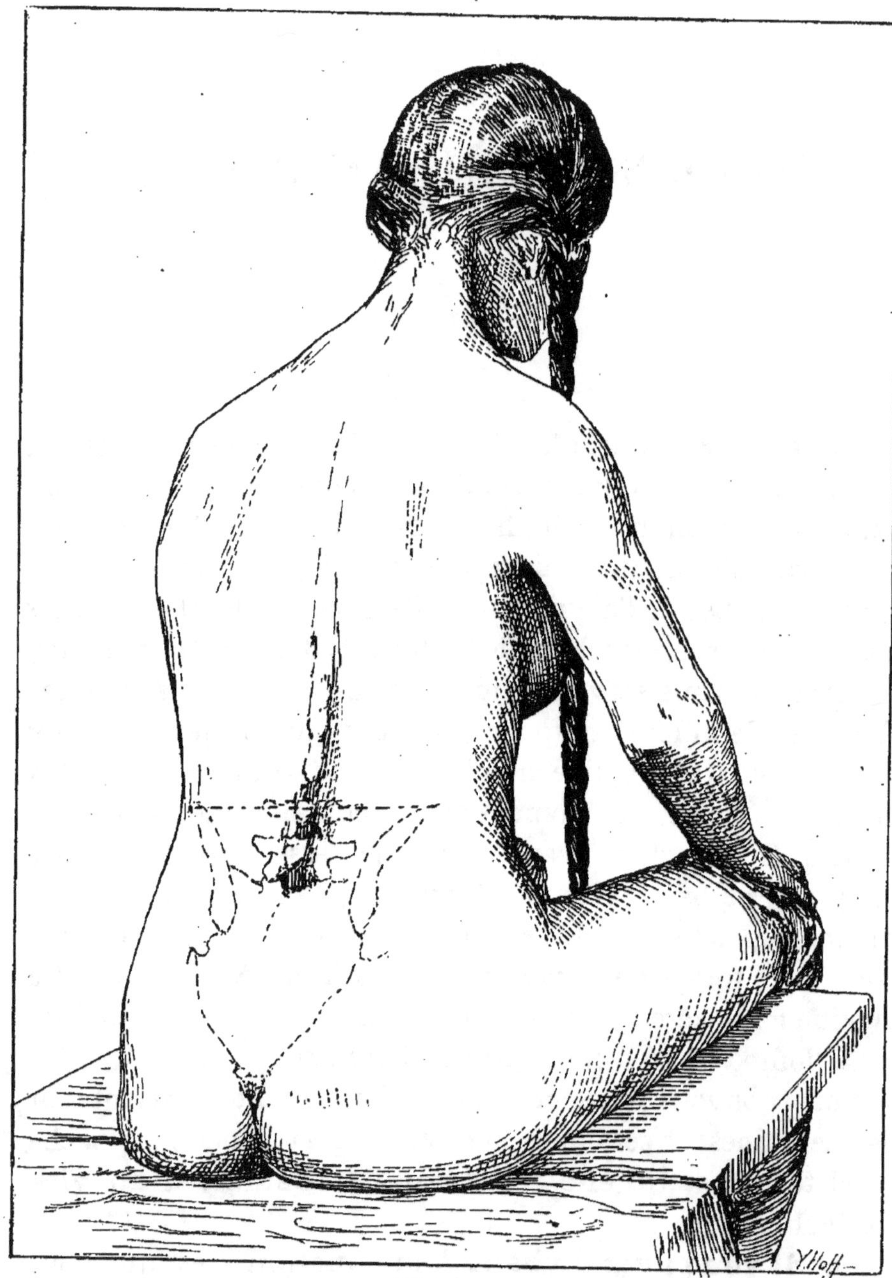

Fig. 27.

Fig. 27. — *Mauvaise position* (ensellure lombaire). — Remarquez que dans cette position l'apophyse épineuse de la 4ᵉ vertèbre . lombaire oblitère presque complètement le 4ᵉ espace. *Cette position ne permet pas au chirurgien de sentir facilement l'apophyse épineuse de la 4ᵉ vertèbre lombaire,* surtout sur les sujets gras, et de trouver ce point de repère si important.

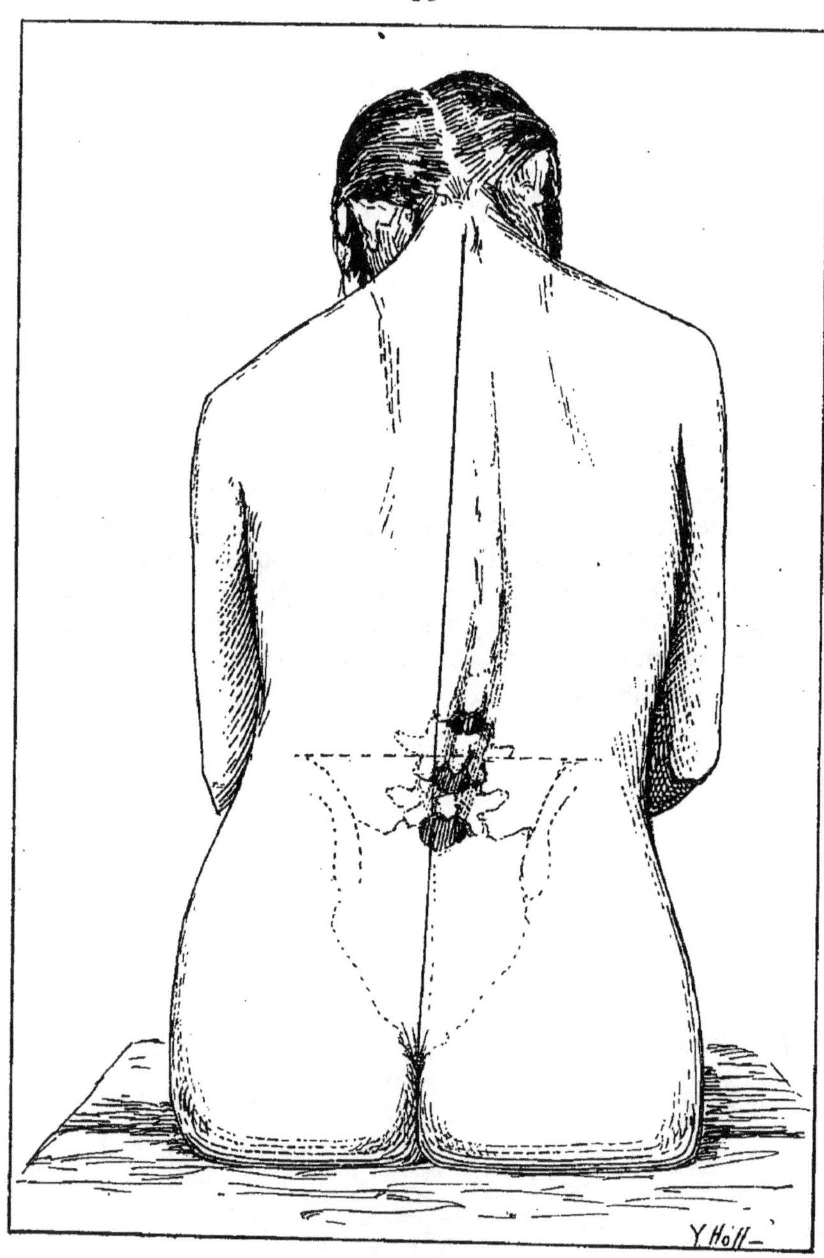

Fig. 28.

Fig. 28. — *Mauvaise position :* la malade baisse l'épaule gauche et marque une déviation latérale droite de la colonne vertébrale. Dans ce cas, l'espace de Tuffier et les espaces lombaires supérieurs sont situés à droite de la ligne médiane. — *L'espace lombo-sacré sera néanmoins accessible à droite de la ligne médiane, et en appliquant notre technique à gauche de la ligne médiane, on risque une ponction blanche.*

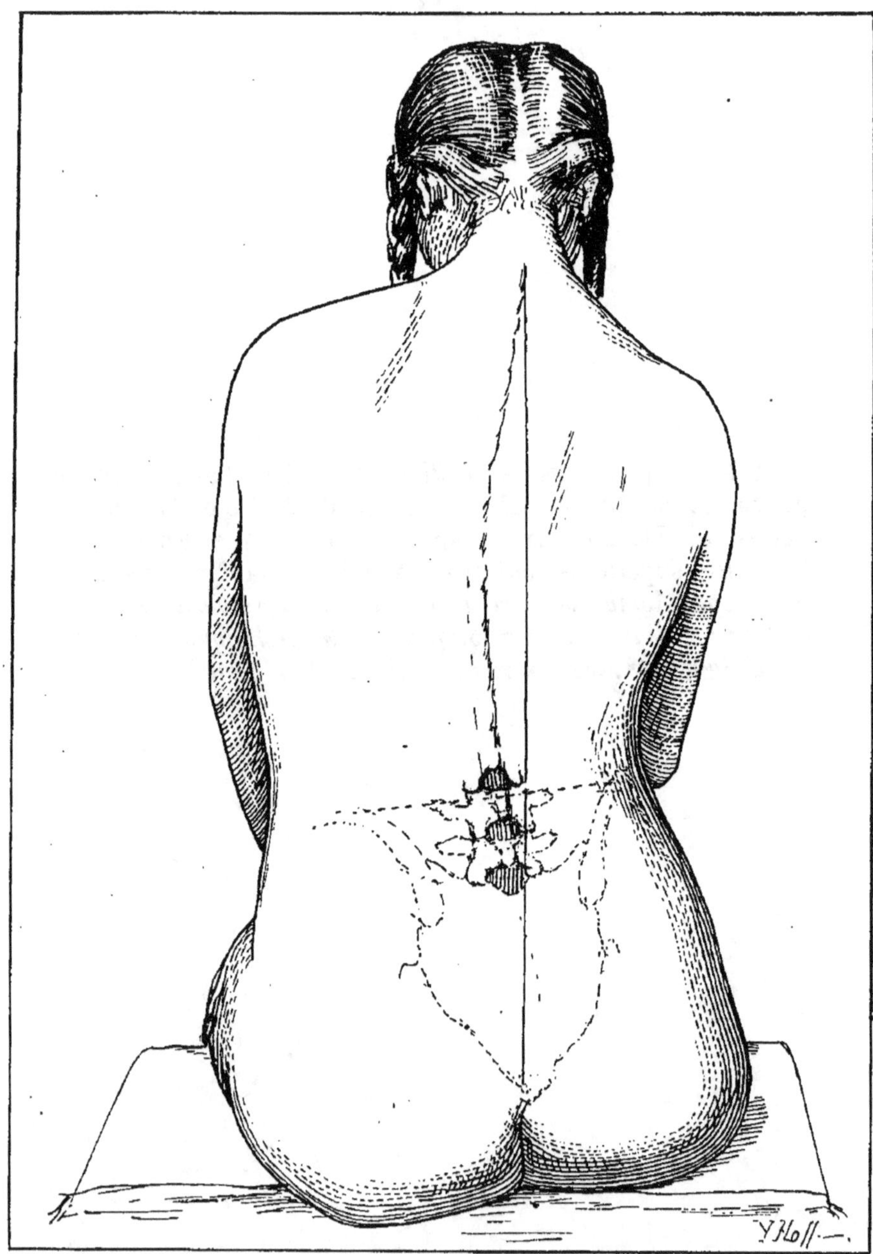

Fig. 29.

Fig. 29. — *Mauvaise position* : malade baissant l'épaule droite et avançant la fesse droite : déviation latérale gauche consécutive de la colonne vertébrale. Dans ce cas, tous les espaces intervertébraux et l'espace lombo-sacré sont à gauche de la ligne médiane (cervico-sacrée). *En ponctionnant sur la ligne médiane ou un peu plus à droite de la ligne médiane comme on doit le faire, on aboutira presque sûrement à un échec.*

ne ponctionnez pas au point précis indiqué et que vous ne tenez pas votre aiguille dans le plan voulu : en piquant sur la ligne médiane, vous avez blessé au moins un des vaisseaux qui entourent le filum terminale (Fig. 18, 19). Vous pouvez aussi avoir du sang si vous ne marquez pas le 3ᵉ temps de la ponction comme dans la figure 19, votre aiguille en venant buter au 2ᵉ temps sur la paroi antérieure du canal lombo-sacré a traversé ce dernier et est venu piquer une veine du plexus péri-rachidien : il suffit alors d'effectuer le 3ᵉ temps pour que le sang disparaisse et fasse place à du liquide clair.

c) **Vomissements** : conformez-vous à la technique, n'oubliez pas, une demi-heure ou mieux une heure avant, l'**injection préparatoire d'hypoesthésine** qui supprimera « l'orage » et les troubles circulatoires. Chez quelques **rares** malades, mais ce sont des exceptions, vous observerez cependant un léger état nauséeux un quart d'heure environ après la ponction ; en général, ces malades sont des alcooliques ; recommandez alors l'immobilité de la tête et faites respirer vingt fois à la minute ; cet état cessera presque aussitôt. Il est bien entendu que votre malade sera à jeun et purgé la veille ; sans quoi il est à peu près certain qu'il vomira.

d) **Incontinence anale pendant l'opération** : avec la stovaïne et la novocaïne, comme le dit RICHE, de Montpellier (1), « les sphincters et la musculature périnéale sont relâchés ». Avec la cocaïne, **le malade purgé la veille n'a rien de tout cela** et nous avons fait, dans notre service de l'Infirmerie Centrale des prisons, des interventions très fré-

---

(1) RICHE, de Montpellier. — *Journal Médical Français*, Tome IX, n° 9, page 360 : *L'Anesthésie rachidienne*.

quentes sur cette région sans avoir eu à **noter un seul cas de relâchement**, le malade étant préparé.

e) **Rétention d'urine** : dans le même ordre d'idées, depuis près de vingt ans que nous opérons par rachicocaïnisation, nous n'avons jamais eu besoin dans notre service de l'Infirmerie Centrale des prisons de sonder un opéré pour rétention d'urine consécutive à cette anesthésie. Nous ferons même remarquer que dans beaucoup de cas de dilatation de l'anus ou d'intervention sur les voies urinaires, alors que nous étions souvent obligés après une chloroformisation ou une éthérisation de sonder le malade, avec la rachicocaïnisation, nous n'avons en pareil cas que très exceptionnellement à sonder nos opérés. Cette suppression de l'incontinence anale et de la rétention d'urine est due à ce que la cocaïne, au lieu de paralyser la cellule nerveuse, comme la novocaïne et surtout la stovaïne, l'excite légèrement au contraire, d'où le **maintien de la tonicité musculaire.**

f) **La céphalée** est encore fréquente dans les rachianesthésies où l'on ne retire pas 25 à 30 centigrammes de liquide céphalo-rachidien. Comme le dit PAUCHET (1), avec une bonne technique, cet incident **passager** est rare et, ainsi que le fait remarquer RICHE, de Montpellier, « elle cède aux moyens usuels ; si elle persiste et devient pénible, une ponction lombaire de décompression la fera disparaître ». Elle est certainement bien moins fréquente avec la cocaïne qu'avec la stovaïne. Depuis des années, grâce à l'évacuation préventive,

---

(1 VICTOR PAUCHET, — *Gazette des Hôpitaux*, n° 22, 19 avril 1919, page 346, : *Rachianesthésie.*

nous n'avons pas eu à reponctionner un seul malade pour céphalée persistante.

g) **La rachialgie**, par suite de l'évacuation préalable de liquide céphalo-rachidien, est rare et, quand elle existe, elle est si légère et si fugace qu'il est presque inutile de la signaler.

CHAPITRE VII

SUPPRESSION DES ACCIDENTS DE LA RACHIANESTHÉSIE

SUPPRESSION DES ACCIDENTS
DE LA RACHIANESTHÉSIE

Si nous examinons **les accidents immédiats** signalés dès le début de la rachianesthésie, c'est-à-dire dès 1900, nous sommes heureux de constater aujourd'hui leur disparition presque totale :

a) **La paraplégie** des membres inférieurs « presque toujours complète, qui paraît d'ailleurs moins massive et moins durable avec la novocaïne qu'avec la stovaïne (1), » n'existe pas avec la cocaïne chimiquement pure. Avec cette dernière, votre malade conserve une liberté suffisante de ses mouvements pour lui permettre de mouvoir lui-même son bassin et ses membres inférieurs, de **se prêter** ainsi, en vous aidant précieusement, au pansement post-opératoire sans qu'il soit besoin d'un aide pour le soulever, et cela après les plus grosses interventions.

b) **L'arrêt de la respiration** (2) par inhibition bulbaire, que l'on a signalé au cours de la stovaïnisation et que nous avons pu constater nous-même dans un cas, ne paraît pas

---

(1) V. RICHE, de Montpellier. — *Anesthésie rachidienne.* Le *Journal Médical Français*, septembre 1920, n° 9, page 360.

(2) V. PAUCHET. — *Gazette des Hôpitaux*, n° 22, page 347.

avoir été observé au cours de la novocaïnisation. Nous n'avons même pas à en tenir compte avec la rachicocaïnisation, si vous procédez à l'évacuation préventive de liquide (25 à 30 centigrammes) et si vous employez de la cocaïne **chimiquement pure, en solution extemporanée suivant notre technique**, en ne dépassant pas pour un adulte la dose de six centigrammes après injection hypodermique **indispensable** d' « hypoesthésine ».

c) **Les cas de mort**, excessivement rares, signalés dans les débuts et qui n'ont jamais été prouvés comme causés par la rachi, sont tombés aujourd'hui dans l'oubli malgré l'extension déjà considérable de cette méthode d'anesthésie. Pour notre propre compte, depuis près de vingt ans que nous pratiquons la rachicocaïnisation, nous n'avons heureusement jamais connu pareille complication.

Avec RICHE, de Montpellier (1), nous pensons que les cas de mort par novocaïne qui ont été publiés s'expliquent presque sûrement par l'application d'une mauvaise technique : injection de doses trop fortes, par exemple, ou par le mauvais état général du malade que l'on opérait ainsi parce que l'on craignait qu'il ne puisse supporter une anesthésie par narcose. RICHE (1) fait observer que, personnellement, il n'en a jamais observé.

d) **Les cas de paraplégie** ou **paralysie oculaire** sont très rares et seulement transitoires (2). Comme V. PAUCHET, nous ne pensons pas que cet accident puisse se produire si l'on observe une bonne technique et si l'on emploie la novocaïne

---

(1) V. RICHE, de Montpellier. — *L'Anesthésie rachidienne.* Le *Journal Médical Français*, septembre 1920, n° 9, page 360.

(2) V. PAUCHET. — *Gazette des Hôpitaux*, n° 22, page 347.

ou la cocaïne chimiquement pure. *Les cas connus se rapportent à des rachistovaïnisations.* Les paraplégies guériraient en deux ou trois mois et les paralysies du moteur oculaire externe en deux ou trois semaines. Pour notre compte, nous n'en avons jamais observé.

Avec RICHE de Montpellier également, nous ferons remarquer qu'au sujet des **accidents éloignés** « dont on a beaucoup parlé jadis, il ne semble pas qu'il soit nécessaire de s'y arrêter; il n'en a jamais été publié de cas bien démonstratif si l'on ne veut pas considérer comme tel une paraplégie (par exemple) par propagation d'un néoplasme utérin. »

De tous les accidents signalés, la stovaïne, en somme, a été la cause la plus fréquente. Pourquoi l'avait-on cependant préférée à la cocaïne? La raison en est bien simple : avant que nous ayions signalé en 1902 que l'**hypertension** du liquide céphalo-rachidien, produite par l'hypersécrétion de défense de l'arachnoïde au contact d'une solution étrangère, était l'**unique cause de tous les accidents observés,** on avait cru que ces accidents étaient dus à la toxicité de la cocaïne et l'on s'était emballé sur la stovaïne que l'on déclarait moins toxique. Comme tout le monde, nous adoptions aussitôt la stovaïne pour l'abandonner du reste peu de temps après, ayant bien vite reconnu avec KLIPPEL que la stovaïne était un médicament dangereux parce que **paralysant la cellule nerveuse,** tandis que la cocaïne (ce qui physiologiquement est bien préférable) **excite nettement la cellule nerveuse. Aussi sans extraction préalable de liquide céphalo-rachidien,** avec une solution de stovaïne (1) l'exci- .

---

(1) LE FILLIATRE. — *Bulletin de la Société Médicale du IXe arrondissement de Paris,* mars 1907.

tation de la cellule nerveuse causée par l'hypertension de défense est-elle contre-balancée par l'effet paralysant de la stovaïne sur cette même cellule, tandis qu'avec une solution de cocaïne, à l'excitation de la cellule nerveuse causée par l'hypertension de défense s'ajoute encore l'excitation de la cellule causée par la cocaïne. Donc, si la diffusion de la solution injectée vient à remonter jusqu'à la Protubérance, vous avez ainsi, **sans extraction préalable** de liquide céphalo-rachidien, avec une solution de cocaïne des accidents *immédiats* causés par une hyperexcitation des noyaux du plancher du quatrième ventricule, et avec une solution de stovaïne des accidents *tardifs* causés par l'effet paralysant de la stovaïne sur ces mêmes noyaux : les accidents consécutifs d'ordre respiratoire et circuatoire pouvant entraîner la mort. **Avec la cocaïne vous les éviterez** en supprimant l'hyperexcitation par une évacuation préalable et suffisante de liquide céphalo-rachidien, tandis qu'avec la stovaïne, cette évacuation préalable n'empêchera pas l'effet paralysant de la stovaïne d'agir sur les noyaux du bulbe, ce qui peut être grave de conséquence.

D'autre part, comme nous l'avons indiqué en 1907, la stovaïne irrite la séreuse, trouble fortement le liquide céphalo-rachidien et peut produire, par suite, des modifications de vitalité de l'épithélium-arachnoïdien et des cellules nerveuses sous-jacentes, d'où ces paralysies que l'on observe à distance comme celles du moteur oculaire externe.

De tout ceci, il résulte que, par prudence, nous avons dû procéder à une **évacuation préventive et suffisante de liquide céphalo-rachidien pour supprimer l'excitation de la cellule nerveuse** produite et par l'hypertension créée par l'injection et par l'hypersécrétion de défense de l'arachoïde, et au lieu d'injecter un médicament paralysant et troublant le liquide arachnoïdien, nous avons préféré un médicament excitant la cellule nerveuse, tel que la cocaïne, **pour éviter les paralysies immédiates et tardives**, ce que la clinique basée sur une longue expérience (de près de vingt ans) nous a amplement confirmé. Avec la stovaïne, vous aurez un rachianesthésie qui présentera, aussitôt l'injection, une paraplégie passagère des membres inférieurs, avec relâchement fréquent des sphincters.

Il va sans dire enfin qu'**une rachianesthésie ne peut pas être faite par n'importe qui,** que l'on doit être très entraîné à la méthode, que l'on doit suivre une technique qui a fait ses preuves et que l'on ne saurait s'en écarter sans s'exposer à un insuccès et peut-être à des complications graves. Comme l'a écrit RICHE, de Montpellier (1), avec la rachi, « l'anesthésie n'est plus que le premier temps de l'intervention dont le chirurgien ne doit pas se décharger sur un assistant, à moins que ce dernier ne soit très familiarisé avec la technique ». Les accidents causés par mauvaise technique ne peuvent être imputés qu'à celui qui aura pratiqué la rachianesthésie sans la connaître suffisamment.

---

(1) V. RICHE, de Montpellier. — *L'Anesthésie Rachidienne*. Le *Journal Médical Français*, septembre 1920, n° 9, page 360.

CHAPITRE VIII

EXAMEN DU LIQUIDE RACHIDIEN

EXAMEN DU LIQUIDE RACHIDIEN

Si vous examinez le liquide céphalo-rachidien dans les vingt heures qui suivent une rachicocaïnisation faite sans évacuation préventive de liquide, vous constaterez une lymphocytose légère en même temps, parfois, que quelques polynucléaires, tandis que si vous faites une extraction suffisante de liquide avant l'injection, vous ne trouverez plus de lymphocytose ni de polynucléaires. Cette constatation nous prouve qu'avec l'emploi de la cocaïne chimiquement pure **l'hypertension seule cause la lymphocytose**.

Les examens de liquide que nous avons faits chez nos rachicocaïnisés, deux heures, deux jours, huit jours, quinze jours et un mois après, nous ont toujours montré un liquide parfaitement **clair et normal**; il en a été de même chez des malades où il nous a été donné de faire sur le même sujet jusqu'à sept rachianesthésies pour des opérations successives. On peut donc, chez un même sujet, répéter une rachicocaïnisation aussi souvent qu'il sera nécessaire, ce qui, du reste, nous est fréquemment arrivé au front pendant la grande guerre.

Remarquons qu'avec la stovaïne le liquide, franchement trouble aussitôt l'injection, reste encore légèrement laiteux (lymphocytose et polynucléaires) pendant plusieurs jours après, même avec une évacuation préventive abondante. Avec la novocaïne (médicament de tout repos si l'on n'emploie pas des doses exagérées), malgré l'évacuation préventive, il y a pendant la première semaine un léger louche du liquide arachnoïdien voulu par une légère lymphocytose.

Ainsi, comme je le déclarais déjà au cinquième Congrès international de Gynécologie de Pétrograd en 1910, « notre technique réduit à néant tout le mal que certains esprits ont voulu voir dans l'application d'un médicament aussi parfait que la cocaïne chimiquement pure, en solution aqueuse, mélangée au liquide céphalo-rachidien pour l'anesthésie des centres nerveux ». C'est aujourd'hui chose jugée.

CHAPITRE IX

CONTRE-INDICATIONS

CONTRE-INDICATIONS

Les contre-indications sont minimes :

La rachianesthésie ne pourra être pratiquée, si localement il existe une **tumeur,** un **traumatisme** ou une **affection septique** intéressant la région lombo-sacrée.

Chez les enfants et chez les aliénés, si l'on a affaire à des **sujets indociles,** il faudra y renoncer.

Pour les enfants, nous rappelons qu'**ils supportent admirablement la rachicocaïnisation** et, comme nous l'avons dit plus haut, les doses de chlorhydrate de cocaïne chimiquement pur doivent être proportionnées au poids du sujet.

Rappelons ici, pour la rareté du fait, qu'un enfant de quelques mois nourri au sein a pu ainsi être opéré, par SAVARIAUD, dans les meilleures conditions, d'un énorme sarcome du rein, par voie abdominale.

CHAPITRE X

AVANTAGES

AVANTAGES

C'est non seulement à sa simplicité de technique mais surtout aux avantages nombreux et précieux que cette méthode d'anesthésie présente, et pour l'opéré, et pour le chirurgien, que dans beaucoup de cas aujourd'hui elle est préférée aux anciens modes d'anesthésie classique et permet même souvent d'intervenir alors qu'avec chloroforme ou éther il eût été impossible de le faire, vu le mauvais état général et le peu de résistance du sujet.

Les avantages sont importants, en effet : '

1º Par ce procédé, le **shock** qu'imprime la douleur à la cellule nerveuse est forcément supprimé par la section physiologique des nerfs due à l'anesthésie de toutes les racines de la moelle et l'idée de Crile de supprimer le **shock opératoire** par l'anesthésie locale se trouve donc réalisée; le **shock dû à la narcose** (éther ou chloroforme, etc.) n'a plus sa raison d'être; quant au **shock psychique**, l'injection préventive d' « hypoesthésine » nous permet de l'éviter;

2º Par ce procédé, le **chirurgien dégagé des inquiétudes que cause toujours une narcose** est tout à son intervention;

3º Par ce procédé, le chirurgien **se passe d'un aide expérimenté, il fait lui-même son anesthésie** et, comme le dit RICHE, de Montpellier (1), « cet avantage, peu sensible dans la pratique hospitalière et urbaine, l'est beaucoup plus dans la pratique journalière du chirurgien rural, souvent livré à ses propres ressources et peu soucieux de confier à un aide de fortune une anesthésie générale qui peut engager gravement sa responsabilité. Les interventions d'urgence lui seront grandement facilitées et plus d'un opéré sera sauvé qui n'aurait pu faire les frais d'une intervention retardée par la recherche ou l'attente d'un aide expérimenté » ;

4° Par ce procédé, l'**immobilité absolue** du sujet (même chez les alcooliques) dans toutes les positions utiles à l'opérateur, **le silence abdominal** le plus parfait, **la contraction de l'intestin, l'aide que peut même donner l'opéré** dans la position à prendre ou à conserver sont des avantages très précieux pour le chirurgien. Celui-ci peut ainsi avec aisance, rapidité et précision, procéder à son acte opératoire sans être gêné en quoi que ce soit, pas même par la **respiration du sujet qui sera toujours lente et régulière** ;

5° Par ce procédé, vous pourrez intervenir sans avoir à tenir compte de l'état général chez les **albuminuriques**, les **diabétiques, les nerveux, les cardiaques et les vieillards** et vous pourrez faire bénéficier des secours de la chirurgie (2) toute une catégorie de malades dont beaucoup étaient considérés jusqu'ici comme inopérables et irrémédiablement perdus, l'**état cachectique et le grand affaiblis-**

---

(1) RICHE, de Montpellier. — Le *Journal Médical Français*, septembre 1920, page 360.

(2) LE FILLIATRE. — *De la facilité d'opérer suivant notre technique les sujets très épuisés ou cachectiques.* (XVIIᵉ Congrès International de Médecine, Londres, 6 au 12 août 1913. — VIIᵉ Section, chirurgie.)

sement du malade **n'étant plus** une contre-indication à l'anesthésie;

6º Grâce à cette anesthésie, nous avons pu, pendant quatre ans de guerre, procéder aux fronts au déshabillage, à la toilette, aux différents transports de nos gros blessés, aux repérages radiographiques et aux interventions sans avoir à compter avec l'état de shock, et suivant l'expression de F. Lemoine, notre distingué collaborateur en Macédoine, **sans avoir à attendre pour opérer :** les blessés ne souffrant plus, leur état change instantanément et le rachianesthésié ne se ressent nullement de l'intervention. Nous pouvions lui porter secours, si nécessité était, à deux et même trois chirurgiens. Quantité de blessés doivent aujourd'hui la vie à cette méthode;

7º Par ce procédé, ponctionnant dans l'espace sacro-lombaire, vous éviterez les **ponctions blanches** de l'espace de Tuffier et par le **barbotage vous contrôlerez** en quelque sorte votre anesthésie avant de passer à l'acte opératoire;

8º Par ce procédé, le **rétablissement de l'opéré** sera plus rapide : par la suppression des shocks divers, vous ménagez les forces physiques et morales de votre opéré et, en conservant le bon fonctionnement physiologique de ses globules rouges, de son foie et de ses reins, vous lui permettez de cicatriser dans de bien meilleures conditions.

9º Cette méthode rend les **opérations traumatisantes,** comme la résection de la hanche, l'amputation de la cuisse, toutes les grosses interventions, en particulier les abdominales portant sur le tube digestif, **bien plus bénignes,** comme l'a très justement fait remarquer V. Pauchet (1),

---

(1) V. Pauchet. — *Gazette des Hôpitaux*, nº 22, 19 avril 1919, page 348.

qui affirme, en outre, qu'avec cette méthode les interventions gynécologiques, estimées jusqu'ici « importantes » comme l'hystérectomie abdominale, par exemple, pour fibromyomes sont devenues pour un chirurgien entraîné des opérations aussi peu graves que des interventions pour petite chirurgie;

10° Avec ce procédé, le sujet étant encore suffisamment analgésié après l'intervention, vous n'aurez pas besoin de lui faire d'injection de morphine; par son **calme post-opératoire**, il vous donnera une sécurité plus grande pour le drainage et vous obtiendrez une meilleure réunion des surfaces cruentées en même temps qu'une hémostase plus parfaite, vos points de sutures et vos ligatures n'ayant point à supporter les efforts des vomissements dus soit au chloroforme, soit à l'éther. L'acte opératoire fini, le malade conscient suivra parfaitement les conseils de son chirurgien;

11° De tous ces avantages, il résulte que votre **mortalité opératoire sera très abaissée** et que votre opéré cicatrisera vite et dans de bonnes conditions physiologiques.

Si le professeur J.-L. FAURE a pu dire, en 1914, à la Société de Chirurgie : Nous pensons que « l'anesthésie rachidienne restera comme une conquête définitive », de notre côté, nous pouvons dire aujourd'hui, sans crainte d'exagération, que cette méthode d'anesthésie générale a déjà permis à la chirurgie de faire des progrès admirables *(chirurgie du tube digestif, opérations mutilantes, chirurgie des affaiblis et des cachectiques)*, qu'elle fait bénéficier l'opéré d'une **sécurité opératoire des plus précieuses** et que, pour ces raisons, elle demeurera une des plus belles conquêtes de la chirurgie moderne.

BIBLIOGRAPHIE

BIBLIOGRAPHIE

Aubourg. — Rachicocaïnisation. (Thèse Paris, 1904.)
— Rachicocaïnisation. *(Journal de Médecine,* Paris, 17 février 1909.)
A. Bertrand. — Anesthésie générale par Rachicocaïnisation lombo-sacrée. (Thèse Paris, 1914.)
Bettinger. — Rachicocaïnisation. (Thèse Paris, 1912.)
Bonnefoy. — Paralysies oculaires (post-rachistovaïnisation). (Thèse Paris, 1903.)
Chambard. — Rachianesthésie. (Thèse Paris, 1911.)
Chaput. — Anesthésie générale ou très étendue par la rachicocaïnisation. *(Gazette des Hôpitaux,* juillet 1901.)
— Indications respectives de la cocaïne locale, de la rachicocaïnisàtion et de l'anesthésie générale. *(Presse Médicale,* 1902.)
— Bulletins et Mémoires. (Société de Chirurgie, 1907.)
— Rachicocaïnisation. *(Presse Médicale,* 20 novembre 1907.)
— Technique de la rachistovaïnisation. *(Presse Médicale,* 1er février 1908.)
— Concours Médical. (18 juin 1908.)
— Technique de l'anesthésie lombaire par la cocaïne. *(Journal de Chirurgie,* août 1912.)
— Bulletins et Mémoires. (Société de Chirurgie, février 1913.)
Delbet (Pierre). — De l'anesthésie par injection intra-rachidienne de cocaïne. *(Journal des Praticiens* 13 octobre 1900.)
Derancourt. — Rachicocaïnisation. (Thèse Paris, 1911.)
Ducret. — Rachianesthésie. (Thèse Lyon, 1910.)
Delmas (P.), de Montpellier. — Rachianalgésie générale par cocaïnisation lombo-sacrée. *(Presse Médicale* du 14 mars 1918.)

Delmas (P.) De la rachianalgésie générale. (*Monde Médical.* avril 1918.)

— Rachianalgésie chirurgicale radiculaire par cocaïnisation homogène du liquide céphalo-rachidien. (*Réunion médico-chirurgicale de la 16e région, 1er mars 1919; Revue Internationale de Médecine et de Chirurgie, mai 1919; Monde Médical, juin 1919; Languedoc Médical, du 10 juin 1919; Médecine pratique, octobre 1919.*)

— Rachianalgésie générale par cocaïnisation lombo-sacrée. (*Presse médicale,* du mars 1918.)

— De la rachianalgésie générale. (*Monde médical,* avril 1918.)

— Rachianalgésie chirurgicale omni-radiculaire par cocaïnisation homogène du liquide céphalo-rachidien. (*Réunion médico-chirurgicale de la 16e région, 1er mars 1919; Revue internationale de Médecine et de Chirurgie, mai 1919; Monde Médical, juin 1919; Languedoc Médical, 10 juin 1919; Médecine pratique, octobre 1919.*)

— Rachianalgésie basse et rachianalgésie générale, à propos de la communication de M. V. Riche. (*Réunion médico-chirurgicale de la 16e région, 21 mars 1919; Sud Médical, 15 août 1919; Revue Internationale de Médecine et de Chirurgie, juin 1919.*)

— De la rachicocaïnisation en gynécologie et obstétrique opératoires. (*Réunion obstétricale et gynécologique de Montpellier, 2 avril 1919; Sud Médical, 1er juin 1919; Revue française de gynécologie et d'obstétrique, avril 1920.*)

— Nouveau trocart à rachicentèse, présentation d'instrument. (*Réunion obstétricale et gynécologique de Montpellier, 4 juin 1919; Progrès médical, 15 novembre 1919.*)

— Analgésie chirurgicale généralisée par voie rachidienne : cocaïnisation homogène du liquide céphalo-rachidien. (*Académie de Médecine, 18 novembre 1919; Quinzaine médicale, 1er février 1920; Grèce Médicale, avril 1920*).

— La rachianalgésie cocaïnique dans la pratique des interventions gynécologiques et obstétricales. (*La Médecine, avril 1920.*)

DELMAS (P.) Lois générales des rachianalgésies chirurgicales'
(*53ᵉ Congrès des Sociétés savantes à Strasbourg*·
25 mai 1920; *Presse Médicale*, 28 août 1920; *Sud
Médical*, 15 septembre 1920.)

— · Des effets primitifs et secondaires de la rachicentèse.
(Académie des Sciences et Lettres de Montpellier.
12 juillet 1920.)

FISHER. — L'anesthésie rachidienne. (Thèse Paris, 1911.)

FORGUE. — Rachianesthésie. *(Bulletin de l'Académie de Médecine*,
Paris, 4 juillet 1911.)

FUMI. — XVᵉ Congrès des Sociétés Italiennes de Chirurgie, 27 octobre 1900, (Rome).

GUINARD-RAVAUT et AUBOURG. — Société de Chirurgie, discussion
sur la rachicocaïnisation, juillet 1901.

GUINARD-RAVAUT et AUBOURG. — Nouvelle solution de cocaïne pour
la rachicocaïnisation. *(Presse Médicale*, 1902.)

GUINARD. — Rachicocaïnisation. *(Gazette des Hôpitaux*, novembre 1901.)

JONNESCO. — Rachianesthésie. *(Presse Médicale*, octobre 1909.)
— — XIIIᵉ Congrès de l'Association Fran-
çaise de Chirurgie, 1910.
— — *Presse Médicale.* (6 janvier 1912.)
— — *Deutsche Medizinische Wochenschrift.*
(2 mai 1912.)
— — La Rachianesthésie Générale. (Mas-
son, 1919.)

LE FILLIATRE. — Statistique de rachicocaïnisation de l'infirmerie
centrale des prisons. *(Clinique Générale de
Chirurgie*, mai 1902.)

— Nouveau procédé de rachicocaïnisation. *(Clinique
Générale de Chirurgie*, mars 1904.)

— Nouvelle technique de rachicocaïnisation. *(*Bulletin de la *Société Médicale des Praticiens*,
mai 1905.)

— · Nouvelle technique de rachicocaïnisation. (Bulletin et mémoire de la *Société Médicale du
IXᵉ arrondissement*, juillet 1905.)

— *Société Médicale du IXᵉ arrondissement.* — De
l'innocuité absolue de la rachicocaïnisation par
la ponction lombaire. (Juillet 1906.)

Le Filliatre. — *Société Médicale du IXe arrondissement.* — Accidents et inconvénients de la rachistovaïne. (Mars 1907.)

— *Société Médicale du IXe arrondissement.* — Arthrotomie avec suture du muscle couturier. Anesthésie par rachicocaïne. Guérison, 14 novembre 1907.

— *Société Médicale du IXe arrondissement.* — Ostéosarcome du fémur. Désarticulation de la hanche. Anesthésie par rachicocaïne. Guérison, 14 novembre 1907.

— *Société Médicale du IXe arrondissement.* — Volumineux kyste abdominal. Marsupialisation. Anesthésie par la rachicocaïne. Guérison, 14 novembre 1907.

— *Société Médicale du IXe arrondissement.* — Kyste dermoïde de l'ovaire chez une fillette de 10 ans. Laparatomie sous-rachicocaïne. Guérison, 14 novembre 1907.

— *Société Médicale des Praticiens.* — Hystérectomies totales abdominales avec analgésie par rachicocaïnisation, octobre 1907.

— *Société Médicale du IXe arrondissement.* — Opération de grande chirurgie avec anesthésie par rachicocaïne suivant notre technique, novembre 1907.

— *Société Médicale du IXe arrondissement.* — Rachicocaïnisation, 9 avril 1908.

— *XVIe Congrès International de Médecine, Budapest.* — Rachianesthésie, septembre 1909.

— *Ve Congrès International de Gynécologie, Saint-Pétersbourg,* 22-28 septembre 1910. — Des avantages de la rachianesthésie suivant notre technique dans les interventions gynécologiques et abdominales.

— *Société de l'Internat.* — A propos de la rachicocaïnisation. Remarques anatomiques sur région et canal lombo-sacré. Technique et avantages, janvier 1911.

Le Filliatre et Derancourt. — *Société Médicale des Praticiens.* — Amputation de cuisse faite à la rachicocaïnisation, pour ostéo-arthrite bacillaire du genou chez un homme très cachectique, 15 avril 1911.

Le Filliatre. — Procédé extra-rapide de gastro-entérostomie postérieure sous-rachianesthésie. *(Gazette Médicale de Paris,* 10 juillet 1912.)

Le Filliatre et Bettinger. — De l'anesthésie par rachicocaïnisation dans les opérations du thorax et des membres supérieurs. *(Bulletin de la Société Médicale des Praticiens,* 15 juillet 1911.)

Le Filliatre. — Analgésie générale par rachicocaïnisation lombo-sacrée. *(Société de Biologie,* séance du 23 juin 1913, T. LXXIV, p. 1401.)

— *XVIIe Congrès International de Médecine,* Londres, 6 au 12 août 1913 :

— 1º anesthésie générale par rachicocaïnisation lombo-sacrée, suivant notre technique, VIIe Section chirurgie.

— 2º de la facilité d'opérer, suivant notre technique, les sujets très épuisés ou cachectiques (VIIe Section, chirurgie.)

— Anesthésie généralisée par sacro-cocaïnisation. *(Paris Médical,* nº 24, 15 juin 1918.)

— Anesthésie généralisée au moyen de la cocaïne par « barbotage arachnoïdien ». *(Archives de Médecine et de Pharmacie Militaire,* 1er juillet 1918, tome LXX.)

— Anesthésies générales par voie arachnoïdienne, procédé du « barbotage ». *(Bulletin de l'Académie de Médecine,* 22 juillet 1919.)

— Anesthésie chirurgicale généralisée par « barbotage arachnoïdien » au moyen de la cocaïne. *(Journal de médecine de Paris,* nº 11, 5 juin 1920)

Legueu. — Deux cas de mort par rachicocaïnisation. *(Presse Médicale,* novembre 1901.)

Morisson. — Special anesthesia by tropo-cocaïne. *(Br. Med. Journal,* 21 juin 1913.)

Nelaton et Rochard. — Discussion sur la rachicocaïnisation. *(Société de Chirurgie,* juillet 1901.)

V. Pauchet. — Rachianesthésie *(Gazette des Hôpitaux,* n° 22, 19 avril 1919.)

— Spinal anesthesia. *(American Journal of Surgery,* January 1920, n° 1. Vol. XXXIV.)

— L'anesthésie régionale. (Paris, Odoin et fils, éditeurs, 1920.)

Pedeprode. — L'analgésie par injection de cocaïne sous-arachnoïdienne lombaire en chirurgie. (1901.)

Porak. — Application obstétricale de cocaïne lombaire. *(Académie de Médecine,* juillet 1901.)

Pollosson. — *VI° Congrès de gynécologie.* (Toulouse, 1910.)

Potherat. — Lithotritie faite à la rachicocaïnisation. *(Gazette des Hôpitaux,* juillet 1901.)

Preleitner. — Rachicocaïnisation chez les enfants. *(Société Império-Royale des Médecins de Vienne,* 23 juin 1905.)

— L'anesthésie chloroformique. *(Presse Médicale,* 6 juillet 1912.)

Reclus. — Rachianesthésie. *(Bulletins et Mémoires de l'Académie de Médecine de Paris,* 18 juillet 1911.)

Reclus et Wahl. — Revue de Chirurgie, 10 février 1889.

V. Riche, de Montpellier. — 85 cas de rachistovaïnisation. *(Montpellier Médical,* 1911.)

— La rachianesthésie lente. *(Montpellier Médical,* 1911.)

E. Forgue et V. Riche. — La rachinovocaïnisation lombaire. *(Bulletin de l'Académie de Médecine,* 4 juillet 1911.)

V. Riche et Chauvin. — Les urines dans la rachinovocaïnisation. *(Société de Biologie,* 8 juillet 1911.)

V. Riche et Mestrezat. — Le liquide céphalo-rachidien dans la rachinovocaïnisation. *(Société de Biologie,* avril 1911.)

E. Forgue et V. Riche — L'anesthésie lombaire avec la novocaïne (nouvelle contribution). *(XXV° Congrès français de Chirurgie,* 1912.)

V. Riche. — La rachianesthésie générale à la novocaïne par la voie lombaire *(Bulletin de l'Académie de Médecine,* 21 janvier 1919.)

— Extension à l'analgésie générale de la rachianesthésie lombaire à la novocaïne. *(Bulletin de la Société de Chirurgie,* 12 février 1919.)

— Extension à l'analgésie générale de la rachianesthésie lombaire à la novocaïne. *(Bulletin Société de Chirurgie,* 12 février 1919.)

V. RICHE. — Rachianesthésie basse et rachianesthésie générale à la novocaïne par la voie lombaire. *(Réunion Médico-chirurgicale de la 16e Région,* 15 mars 1919.)

— La rachianesthésie générale à la novocaïne par la voie lombaire. *(Presse Médicale,* 28 avril 1919.)

— Technique de la rachianesthésie générale à la novocaïne par la voie lombaire. *(Languedoc Médical,* janvier 1920.)

— L'anesthésie rachidienne. *(Journal Médical français,* septembre 1920.)

V. RICHE et J. ARROUS. — Novocaïne et novine. Recherches expérimentales de toxicité. *(Société de Biologie,* 9 octobre 1915, p. 523.)

ROMME. — Adrénaline dans la cocaïnisation de la moelle épinière. *(Presse Médicale,* 1903.)

SENECHAL. — *Gazette Médicale de Paris,* juin 1908.

SILBELMARK. — Trois cents cas de rachicocaïnisation. *(Congrès des Sociétés allemandes de Chirurgie,* avril 1906.)

TUFFIER. — La Rachiocaïnisation, 1901.

— Rachicocaïnisation. *(Presse Médicale,* 1904.)

— La Rachicocaïnisation. (Naud, 1904.)

—. Rapport, Congrès International de Chirurgie de Londres, août 1913.

WALTHER. — Paraplégie consécutive à la rachicocaïnisation. *(Société de Chirurgie,* 1901.)

ZERVONDES. — Rachicocaïnisation. (Thèse, 1901.)

TABLE DES MATIÈRES

Sceaux. — Imp. Charaire